# 断食博士の「西式健康法」入門

病気にならない秘訣

日本綜合医学会会長
**甲田光雄** 監修

少食健康生活
サポートセンターさくら 編著

三五館

# はじめに

甲田光雄先生は、現代医学の治療法で治らなかったご自身の病を、西式健康法で克服されました。

その後、医師として開業し、以来約半世紀にわたって、来院される患者さんたちに西式健康法を勧め、実行の指導をしてこられました。

入院施設を設け、朝夕と、つぶさに患者さんの変化を観察し、休みなく対応してきた日々の積み重ねの結果、西式健康法を基礎とした「西式甲田療法」を確立されたのです。

いつのまにか、現代医学では救われない数多くの難病の患者さんも診察されるようになった甲田光雄先生は、八尾健康会館、さらに少食健康法友の会などの活動を通じて、広く一般の方々にも西式健康法を普及してこられました。

西勝造先生が提唱された「西式健康法」は、決して特殊な治療法でも健康法でもありません。人間が生来持ち合わせた自然治癒力とでもいうべき危機対応能力を賦活《ふかつ》させ、さまざまな原因でひずみを生じた肉体活動や精神活動のバランスを取り戻すことに主眼をおいた健康法です。

多くの臨床経験に裏付けられ、甲田光雄先生が自信を持って推奨される西式健康法を、実際に病気を克服された方々の力添えと、是非ともという強い要望にお応えすべく、一冊にまとめて出版する運びとなりました。

また、本書は前著である『健康養生法のコツがわかる本』の内容にかさならないよう、より平易に、かつ理解が深まるように展開いたしました。一問一答式で、読み進めるうちに、自然と、この〝本物の健康法〟の全体像がおわかりいただけるでしょう。

本書をお読みいただいた読者の方々が、西式健康法に興味をもたれ、実行してみたいという気持ちになっていただけたら何よりです。

21世紀にこそ、多くの方々に共感をよぶ健康法として受け入れられることを、スタッフ一同、心から願っております。

平成19年11月吉日

# 断食博士の「西式健康法」入門——目次

# 第2部 健康養生法のコツ



Q 玄米が体にいいのはわかりますが、残留農薬や重金属が気になります。それでも食べたほうがいいのでしょうか。

Q ご飯を玄米に変えてみましたが、正直いってあまりおいしいとは思えません。おいしく食べる方法はないでしょうか。

Q やっぱり白砂糖より黒砂糖のほうがいいのですか。

Q 油物や肉をできるだけ食べないほうがいいと聞いて量を減らしているのですが、もともと、かさつき気味の肌が余計にパサパサしてきてシワが増えたような気がします。

Q 肉食はやっぱり体に悪いですか。

Q 現代の社会では、化学調味料で味付けされたものを口に入れずに生きていくのはほとんど不可能だと思います。精製・加工食品によるデメリットを減らす方法があったら教えてください。

Q 西式健康法では、水や柿の葉茶をたくさん飲むこととしていますが、漢方では水をたくさん飲むと水毒になってアトピーに悪いといわれているようです。この点について、どうお考えですか。

Q 私たちがスーパーや八百屋で購入できる野菜は、毒性の高い硝酸を多く含んでいます。生野菜を食べると、この硝酸をたくさんとってしまうことになります。何かよい解決策はありませんか。

Q 私は便秘です。断食をするとお通じがよくなると聞き、一日断食を何度か試しました。でも、逆に断食するたびに便秘になってしまいます。

Q スイマグをずっと飲んでいますが、副作用はないのですか。

Q 西式甲田療法では、食事中と食後3時間は、あまりたくさん水を飲んではいけないそうですが、私は何か飲み物が一緒にないと食事がのどを通りません。

Q やせる方法はテレビや雑誌に山ほど出ていますが、私の悩みは太れないこと。食が細く、体力もありません。どうすればいいですか。

Q 最近は、体質別にメニューを選ぶ健康法が多いようです。西式健康法には、そういった体質別の健康法という考え方はないのですか。

Q 現代人が食べ過ぎているという考え方は同感ですが、運動についてはどうでしょうか。たとえば1日1万歩といった目安はどうお考えですか。

Q 金魚運動が自動にできる電動式の機械もありますが、それを使ってもよろしいですか。

Q 足でなく腰が動く金魚の機械はどうでしょうか。

Q 西式の体操をいろいろ試してみたのですが、毛管運動は腕と脚が疲れます。とても1分もできません。どのくらいすればいいでしょうか。

Q 背腹運動には準備運動があるようですが、準備運動は必ず必要ですか。

Q ダイエットに失敗ばかりするのですが。

Q ダイエットのために、何日もほとんど食べないことがありました。これも断食に入るのですか。また、食べないと胃が小さくなって食欲がなくなってしまうのですが、どうやって元の食生活に戻せばいいのでしょうか。

Q プロポリス、アガリクスなど免疫系を強める健康食品を愛用しています。甲田先生は、こういった食品についてどうお考えですか。

Q 紫外線が皮膚ガンの原因になるといわれていますが、日光浴はしないほうがいいのですか。

Q 衣類に関する注意点や、体にいい衣類の条件を教えてください。

Q 母乳にダイオキシンが蓄積すると聞きますが、それでも赤ちゃんに母乳を与えたほうがいいのでしょうか。

Q 以前、住んでいた家は高圧送電線の近くにありました。送電線の近くに住んでいる子どもは白血病などにかかりやすいと聞いて心配でたまりません。電磁波はどこまで体に影響があるのでしょうか。携帯電話も心配です。

Q 私はヘビースモーカー。できれば禁煙したいのです。何度かトライしていますが、うまくいきません。

Q お酒が好きで毎日晩酌をします。以前は少し飲むと顔が赤くなり、心臓もドキドキしていたのですが、だんだん顔にも出なくなり、お酒に強くなったように思います。どうしてこういうことが起こるのですか。

Q 友人は、10時に寝ると体の調子がいいといっていますが、私は夜型なので、たいてい夜中の1時か2時にならなければ眠れません。人間の体のリズムからいうと、何時に寝て何時ごろに起きるのがもっとも体にいいのですか。

Q 最近、よく脚がつります。寝ているときに急にふくらはぎがつって目が覚めたり、帰宅後に足の裏がつることもあります。脚がつるのはカルシウム不足と聞いたことがあるのですが、本当ですか。

Q 睡眠時無呼吸症候群といわれました。いびきがひどく、家族にも迷惑をかけているようですし、自分自身も昼間は眠くてたまらず、仕事もはかどりません。なんとか治す方法はないでしょうか。

Q 季節の変わり目になると体調を崩しがち。自律神経の調節機能が弱いのだと思います。どんなことをすればいいでしょうか。

Q 子どもが気管支喘息。温冷浴に挑戦させたいのです。どんなやり方がいいですか。

Q 私の平熱は35・1～35・3℃ぐらいです。今年になってもう3回も風邪をひいてしまいました。昨日も顔が真っ赤で頭痛がひどいのに、熱は36・5℃。低体温は健康上の問題があるのでしょうか。すぐに風邪をひくのは低体温だからでしょうか。

Q 低血圧で困っています。高血圧に関する情報は多いですが、低血圧に関しては少ないようです。どんな生活をすると改善されますか。

Q 顔や背中に吹き出物がよく出ます。しかも、ときどき膿んで大きくなり、皮膚科で切開してもらったことも、二、三度あります。こういう吹き出物体質は、どうしたら変えられますか。やはり「酸性体質」なのでしょうか。

Q 私はうつ傾向が強く、ちょっとしたことでもすぐ落ち込みがちです。うつ気味の場合の対策は、どうすればいいですか。

Q 断食は、うつ病や神経症、パニック障害など心の病気にもいいのでしょうか。

Q 最近、物忘れがひどくなり、昨日何をしていたかもすぐに思い出せません。若年性健忘症ではないかと思うことすらあります。物忘れを防ぐには、どうしたらいいでしょうか。

Q ストレスから、「潰瘍性大腸炎」になってしまいました。今のところ、症状は治まっていますが、主治医からは、よくなったり悪くなったりを繰り返す病気で、完治することはないといわれました。本当に治らないのでしょうか。

Q 子ども(9歳)がアレルギー性鼻炎から蓄膿症になりかけ、マクロライド系の抗生物質を飲み続けていますが、長期間の服用による副作用が心配です。このまま飲ませ続けて大丈夫でしょうか。

Q 全身から力が抜けるようなだるさが続くので、病院に行ったところ、「慢性疲労症候群」といわれました。ビタミン剤などの投与により、何割かの人はよくなるそうですが、私の場合、よくなっているようにも思えません。ほかにいい方法はあるのでしょうか。

Q 生理前になると、決まって頭痛やイライラなどが起こります。月経前症候群を治す方法はありますか。

Q 20歳の息子の髪が薄くなってきました。本人もとても気にしています。何かよい対策はありませんか。

Q 仕事でパソコンを見る時間が長く、慢性的に目が疲れています。いい解消法はないでしょうか。

Q 子どものころから乗り物酔いをする体質です。大人になると治るかと思っていましたが、体調が悪いときは、それほど揺れない飛行機の中でも吐いてしまうほど。もちろん車に乗るのも苦手です。仕事柄、出張が多いのでなんとか治したいのですが。

Q 外反母趾になり、親指の付け根が痛みます。外反母趾は一度なると治りにくいと整形外科の先生にいわれましたが、西式で治す方法はありますか。

Q 頭痛持ちです。ひどいときは2日以上頭痛と吐き気が止まりません。市販の頭痛薬を飲んでも効きません。

Q 数年前に自動車事故で首を痛めました。頸椎に損傷があったようです。それから体温調節がうまくできなくなり、気温が上がっても汗が出ず、そのため体温が上がってしまいます。頻繁に頭痛や肩凝りもあります。

Q 中学生のときに椎間板ヘルニアになり、社会人となった今でも完治していません。手術しないで治すことは可能でしょうか。

Q 朝起きると首が痛く、体を動かすのもつらいほどです。時々、頭痛やめまい、手足の痺れもあります。枕が悪いのでしょうか。

Q 人からよく、後ろから見ると右肩が上がっているといわれます。写真を見ると、顔も左右でかなり違うような気がします。骨格にゆがみがあるのでしょうか。多少、胃が弱いくらいで、今のところこれといって悪い所はありませんが、このままにしておいてもいいでしょうか。

Q 胃の中に住むピロリ菌は、胃潰瘍だけでなく胃ガンにも関係していると聞きます。胃ガンは怖いので除菌することを考えていますが、甲田先生は、ピロリ除菌治療をどう思われますか。

Q 胃腸が弱くて、食事を減らすとどんどん痩せてしまうのですが。

Q 胃腸が弱く、しょっちゅう下痢をしますが、おなかの具合が悪いときは、ヘソの周りだけではなく、太ももの内側も冷たくなります。体の表面の温度差は、体の異常を知らせるサインだと聞いたことがあるのですが、本当ですか。

Q 慢性胃炎と膵炎で、胃を3分の2切除していますが、時折胃が痛みます。胃酸を中和する乾パンを食べると痛みは治まりますが、空腹時や食事中に痛むこともあります。よい対策はありますか。

Q 胃ガンや大腸ガンなどのガン検診や健康診断は、やはり受けたほうがいいのでしょうか。

装幀◎渡邊民人（TYPEFACE）
本文レイアウト◎相馬孝江（TYPEFACE）
体操イラスト◎須山奈津希（TYPEFACE）
図表レイアウト＆イラスト◎二神さやか

# 第1部　西式健康法の理論と実際

# 本物の健康法・西式健康法

**西式健康法とは……**

故・西勝造氏（1884〜1959）が編み出した健康法。

西氏は、炭鉱勤務を経てコロンビア大学に学び、当時の東京市電気局の技師となり、上野—浅草間の地下鉄敷設を担当した人物。

下痢と風邪が交互に続き、17歳で結核にかかり、「20歳まで生きられない」といわれ、古今東西の医学や健康法を研究。医学・宗教・哲学・栄養学・工学など、7万3000冊の文献を読破。現代医学をはじめ、漢方・鍼灸《しんきゅう》・ヨガ・カイロプラクティック・指圧・呼吸法・冷水浴・乾布摩擦など、362種の健康法を自ら試した末、よりすぐりのものを1927（昭和2）年に西式健康法として発表した。

Q **西勝造氏とは、どのような人ですか。**

A 西先生は大天才ですな。あんな人は、もうちょっと出てこないと思います。200年に1人、出るか出ないかの人だと思います。

西先生は、連日睡眠時間3時間あまりで過ごし、東京都土木技師としての正規の職務のほかに、医学の研究や講演などの激務を平気で消化されていました。普通の人間ではとうてい真似できません。

また、世界各国の文献を片っぱしから読破、検討され、それに独自の見解を加えて西医学を集大成する材料にされましたが、あの膨大な文献の重要な箇所は、すべて暗記しておられたのです。われわれ凡人の目から見れば、気の遠くなるような才能の持ち主でした。

Q **西式健康法とは、どのような健康法ですか。**

A 世の中にはいろいろな健康法がありますが、西式は、健康法の中でも最高のものだと私は思っております。西式は、精神的にも肉体的にも最高のものをつくっていくという壮大な目標があるのです。

精神面では悟りです。迷いがない。肉体面では無感ですね。自分の胃や眼、あるいは鼻などがどこにあるのかまったく感じない。そんな人こそが真に健康な人です。「胃がもたれる」「眼がかすむ」「肩が凝る」「足が重い」など、無感になれない人は健康でない証拠。この最高の状態を西式健康法では実現できる。しかも、誰もがどこでもでき、かつお金もかかりません。

西式では、健康になるための四大条件として、「体内の酸とアルカリの平衡を保つ」「血液循環の等速」「左右の神経は対称」「脊柱《せきちゅう》を正しく整える」があり、これに私があとから「環境の浄化」を加えました。

西式の運動はどれも簡単です。金魚運動も毛管運動も合掌合蹠《がっしょうがっせき》運動も短時間でできます。食事も簡単です。青汁と玄米と豆腐を食べるだけです。

西式では「朝食抜きの1日2食」が基本です。そのほかは水か柿の葉茶だけ。簡単なものです。あとはお風呂で温冷浴をし、寝るときには半円柱形の木枕を使って平床に寝る。たったこれだけです。何も難しいことはありません。

# 元気になるための朝食抜き

Q

**現代医学者は、「朝食を抜くのはもっとも健康に悪い。朝食は1日のうちでもっとも大切なもの。朝食は絶対に抜いてはいけません」と繰り返し警告しています。それでも先生が朝食抜きを勧めるのはなぜですか。**

A

私自身が朝食を抜いて約50年、その間のいろいろな体験と、何万人という人に朝食抜きを指導してきた経験から、絶対の自信を持って断言できるからです。

大部分の人は、「朝食を抜いてから体の調子がたいへんよい」と喜んでくれます。ただし時折、胃下垂症とか内臓下垂症でやせている陰性体質の人は、朝食を抜くと午前中にひどい脱力感が現れる場合がありますから、慎重に進める必要がありますが、このような人こそ朝食抜きが必要な病人です。上手に指導すれば、やがて朝食抜きに慣れ、元気な陽性体質に変わります。

このような症例を、数多く診てきたのでよくわかるのです。

Q **現代医学では、脳はエネルギー源としてブドウ糖しか使わないので、夜寝ている間にも脳はブドウ糖を消費することから、朝に目が覚めたころにはブドウ糖が底をついているといわれています。それなのに、朝食を抜いてしまったら、血糖値は下がり、脳へのエネルギー補給が不十分になるのでは？**

A 確かに、普通に食事をしているときは、脳はブドウ糖だけを利用しますが、断食を長期間すると、脳は体脂肪を分解したケトン体（β《ベータ》ヒドロキシ酪酸《らくさん》50％、α《アルファ》アミノ窒素10％、アセト酢酸《さくさん》10％、ブドウ糖30％）をエネルギー源とします。

また、胎児や出産後の乳児期には、脳はケトン体を使っていることが、京都大学薬学部の香月博志教授の研究でわかってきました。胎児の脳にケトン体（βヒドロキシ酪酸）を加えたほうが、ブドウ糖だけよりも脳の発育がよりスムーズになります。生後間もない脳は、ブドウ糖よりもβヒドロキシ酪酸を利用しやすくなっているのですな。だからこそ、母乳中にβヒドロキシ酪酸が大量に含まれているのでしょう。

大人が朝食を抜いても、脳はケトン体も使えるので機能は低下しません。断食すればわかるように、むしろ頭脳は冴えます。まったく心配ありません。

昔は、「昨日はおなかいっぱい食べられたけど、今日は食べ物がない」ということがざらでした。人間の体は、食べた日は食べ物を燃やし、食べない日は体脂肪をエネルギー源にすることを自然にやっていました。食べ物と脂肪のスイッチの切り替えができていたのです。ところが現代人は、朝も昼も晩も食べますから、脂肪を燃やすスイッチが錆びついているのです。

Q 「朝食抜きは低体温につながり、力が出ない」という批判もありますが。

A 確かに、朝食を抜くと体温が下がってくる傾向があります。しかし、だから元気がなくスタミナがないかというと、まったく逆です。

食後は血糖値が高くなりますが、このとき血液中の脂肪は脂肪組織に取り込まれやすい。一方、空腹時には、血糖値は下がり、血中脂肪は筋肉に取り込まれやすいのです。スタミナとは持久力のことで、そのとき筋肉は主に脂肪をエネルギー源にする。つまり、空腹時によく働けるように人間の体はできているということです。

朝食抜きの人は、朝食を食べている人より、肉体労働も頭脳労働もよくこなせます。それはもう、自信をもって断言できます。

## Q 断食をしなくても、朝食を抜くだけで健康になれるのですか。

## A

前日の夜から翌日の昼まで食べないと、体は体脂肪を利用するほか、積極的に老廃物を排泄するようになります。半日断食を毎日くり返すのと一緒です。

空腹になると、腸には蠕動《ぜんどう》運動を亢進《こうしん》させる消化ホルモンが出てきます。モチリン（Motilin）と呼ばれ、カナダのブラウン博士が1971年に発見しました。モチリンはギリシャ語のMitil（運動）から名づけられたもので、腸の運動を活発にし、腸内に残っている内容物を排泄するために分泌されるものです。

おなかがへったときに、グーッと鳴ることがありますが、このときにモチリンの分泌が高まる。これを確かめたのが、群馬大学の伊藤漸名誉教授。モチリンによって、胃腸の大掃除が行なわれるのです。

朝食を抜いてはいけないと信じ、空腹でないのに食べていると、胃腸で消化しきれなかった排泄内容物、すなわち宿便が腸管内に渋滞します。「毎日便通がある。便秘でもなければ、ましてや宿便なんかない」と多くの人は早合点しますが、これが大きな間違いであることが、おいおいわかってきます。

宿便を出す最良の方法は断食ですが、朝食抜きは15～18時間の半日断食です。1日1回強い

# 1日2食（朝食抜き）の食事メニュー

### 朝　食

●**生野菜ジュース**　約200cc
（ほうれん草、チンゲン菜、キャベツ、セロリ、ブロッコリー、ケール、小松菜、ニンジン、大根など、葉っぱを５種類以上）

### 昼　食

●**ご飯**　1～2杯程度
（玄米か発芽玄米がよい）
●**副食**　２皿
（煮野菜、海藻類、貝類、小魚、白身魚、大衆魚など）
●**豆腐**　1／2丁（200g程度）

### 夕食前

**生野菜ジュース（ニンジンジュースも可）**約200cc

### 夕　食

**昼食と同じ**

## チェックポイント！

**その❶**　肉類や油物はできるだけ控える。
**その❷**　アルコール類もなるべく控えめに。
**その❸**　塩分（塩や醤油など）は1日10gほどに。香辛料などの刺激物は控えめに。
**その❹**　果物は毎日食べてもよいが、1日にミカン1個、リンゴ1個程度とする。
**その❺**　砂糖を使う場合には、黒砂糖やはちみつを。
**その❻**　間食、夜食はせずに空腹で寝る。
**その❼**　水やお茶はたっぷりと、1日1～1.5ℓを目安に。

空腹を感じれば、胃が空っぽになり、腸の蠕動運動がとても活発になり、宿便が徐々に取り除かれて健康になります。

米ウィスコンシン大学のワインドラック博士らの研究では、朝食抜きの1日2食は、酸素の消費量が13％減るといいます。その分、体を老化させる活性酸素の産出量が減るわけです。活性酸素は、臓器や組織に障害を与え、ガンや動脈硬化、老人性痴呆症など、いろいろな病気を引き起こします。つまり、1日2食は健康長寿法でもあります。

Q　**ダイエットにも効果がありますか。**

A　ダイエットにもいいですよ。しかし、朝食を抜いても、夜食や間食をしては意味がありません。まずは夕食を早めに食べ、夜食を食べずに少し空腹気味で寝る。そうすると熟睡ができ、朝はすっきりと目覚められる。

次は、つまみ食いや間食をやめる。間食は、胃腸などの消化器に過剰な負担となり、栄養過剰の原因でもあります。

この二つだけでも相当な減量になりますが、次には夕食を少し減らす。夕食は家族団欒のときですから、減らすのは難しいですが、腹九分に減らしてみる。夕食を減らしてみると、睡眠時間が少なくてすみ、疲労もすっかりとれる。そしてようやく朝食を減らしていくのです。いきなり朝食を抜いたり減らしたりすると、失敗することが多い。ゆっくりと体を少食に慣らしていけば、やがて朝食抜きができるようになります。その頃にはダイエットはいうに及ばず、健康な体になります。

**Q 食べないと、肌の張りがなくなったり、白髪が増えたりしないか心配です。**

A 少食になると、色つやのよい美肌になることを保証します。少食によって、まず便通がよくなり、宿便が排泄される結果、体内を循環する血液も清浄になり、それが皮膚表面にも現れるためと考えられます。自分の肌が目に見えてきれいになるのに驚かれるでしょう。白髪が黒くなったり、はげた頭に毛が生え出す現象も起きます。

長年の臨床経験から、脱毛症の多くは、宿便の停滞によって起こる「腸麻痺」が腎機能に悪い影響を及ぼし、むくみやすい体質になることが原因だとにらんでいます。頭皮に触ってみてブヨブヨしている人は、むくみやすい体質です。まずは宿便を排泄して腸麻痺を治し、腎機能を活発にすることが肝要です。

## Q 子どもや妊婦の人でも、朝食を抜いたほうがいいのですか。

A 子どもでも、朝食を抜いたほうが健康になれます。しかし「今日から朝飯抜きだぞ」と、いきなり強要したら根性がひねくれてしまうかもしれません。ですから、小学校6年生までは、腹いっぱい食べさせたほうがいい。本人が朝食抜きをやりたいという気持ちになるまでは強要してはいけません。「朝食抜いたら健康になる」と何回も聞かせておけば、いつか「それならやってみよか」と思うときがくるでしょう。

妊婦の方は朝食を抜くのがいい。おなかが大きくなってくると、足首に負担がかかって故障が起こる。足首が故障すると、今度は腎臓が悪くなってむくむ。妊娠腎です。これを防ぐのに一番いいのが朝食抜きです。朝食の代わりに青汁（生野菜ジュース）を、1合か2合飲むのはかまいません。

朝食抜きは、1日の摂取カロリーを、それまでの3分の2に減らすという意味です。3食分を2回に分けて食べることでは決してありません。そのときもっとも重要になるのが、食事の質です。ハンバーガー2個を1個に減らすという少食では、栄養不良で倒れることになるでしょう。玄米や新鮮な野菜、大豆製品や小魚、海藻などを積極的に食べるといった工夫が必要です。

# 血液サラサラ、水とビタミンC

**Q** **健康法にも、「水を1日2〜3リットル飲みなさい」というのと、「なるべく水は飲まないように」という二つがありますが、どちらが正しいのですか。**

**A** 西式健康法では前者で、生理学的にはこちらが正しいです。水を極端に飲まないと、やはり病気になります。

最近よく、寝る前に水分をとらないと、心筋梗塞や脳梗塞になるといわれていますね。これらが午前中に多いのは、寝ている間に血液が濃厚になるからです。血液が濃いと、血管の中で固まりやすくなります。だから、朝起きたら必ず水を飲んで、血液をサラサラにしましょう、ということです。

西先生がおっしゃっていたのは、「6時間、水もお茶も何も飲まないと、胃の粘膜が荒れてきて、積もり積もって胃潰瘍になる」ということ。水を飲まないと、いろんな障害が出てくるわけです。

ところが、「水を飲まない健康法」が完全に間違っているのかというと、そうでもないのです。胃下垂の人は水を多くとらないほうがいい。水を飲んだら、もたれてしまいます。特に昼から夜は飲まないことです。胃の弱い方を治すには、まずは水を断たないといけません。水を飲まないで塩をたくさんとる。つまり胃液をつくるのですね。

胃液というのは塩酸です。塩酸の材料は食塩です。だから、食塩をとらないと胃液が薄まります。夏になって胃の弱い方が出てくるのは、汗をかいているのに塩をとらないからです。ところが、今はなんでもかんでも減塩ですね。だから胃の弱い方がどんどん増えています。甘いものがやめられないのも、塩が足りないからです。

われわれの血液は0・86％の塩漬けです。その塩漬けでバイ菌がわかないようになっています。食品にバイ菌がわかないようにする保存方法には、塩漬け・砂糖漬け・アルコール漬けがありますね。体もこれと同じです。

汗をかくと、食塩濃度が下がって塩漬けがうまくいきません。そうしたらバイ菌がわいてきます。塩をとればいいのですが、とれなかったら砂糖漬けにしようとします。つまり、砂糖が欲しくなるわけです。もし砂糖がとれなかったら、今度は酒屋さんの前を素通りできなくなります。だから、汗をかいたらすぐに塩をとる。

塩をとらないと肝臓でブドウ糖をつくる能力が落ちます。すると血糖値が下がってくるから、すぐに疲れるのです。

それから、失われた水も補給しなければなりません。汗をかいても水を飲まないと、血液中にグアニジンがだんだん増えます。そうすると、顔色がどす黒くなります。水を極力飲ませない健康法の指導者は、たいてい顔がどす黒いですね。

尿素とアンモニアが結びつくとグアニジンになる。グアニジンは、血液中にだいたい0・1〜0・2㎎／dℓあるのが正常です。この10倍になったら尿毒症です。汗をたくさんかく人は、腎臓がうまく働かず、グアニジンがどんどん体の中にたまります。

グアニジンがたまっているかどうかを判断するには、水風呂が冷たく感じるか、汗をたくさんかくか、寒がりかの三つです。

西式では、1日2〜3リットルの水をちびりちびり飲みます。30分ごとに30ccです。でも、本当に健康になったら、一度に1升でも飲めます。水をたくさん飲めない人が、一度に飲んだら、肝臓がまだ機能していないので、すぐにおしっこに行きたくなります。ところが健康になったら、つるべに1杯グーッと飲んでも、一日中おしっこにあまり行きません。それに、おしっこがいつも透明です。おしっこに色がつくようなら、まだまだ不健康です。

Q **飲み水は、どんな水がいいのですか。**

A 水道水なら、浄水器を通して塩素などをとるといい。
しかしね、これには問題があって、塩素を全部とってしまうと、その水は腐ってしまいます。塩素があるために細菌がわかないので、塩素をとった水はすぐに使わないといけません。だから、あまり塩素を嫌うと、かえってO‐157のような食中毒がはびこります。
浄水器の中は塩素がないので、雑菌がたくさん繁殖します。だから、浄水器の中も洗える「ハーレーII」なんかはいい浄水器ですな。
最近話題のアルカリイオン水は、少し疑問がありますね。胃液はpH1・5〜1・7の酸性でなかったらいけないわけですが、アルカリの水を飲みましたら、たちまち胃液は薄まります。ピロリ菌の培養はpHが7・4。つまりアルカリです。O‐157もそう。健全な胃なら、ピロリ菌は繁殖できないし、食中毒も起こりません。

Q **水はいつ飲んでもいいのですか。**

A 風呂に入る前40分と、講演のときは飲んではいけません。講演で熱弁を振るうと、脳の血管が膨張します。そこへ水を飲んだら脳卒中。講演中に倒れるのはこういうことです。また、初心者は食事中と食後3時間は、水やお茶を飲んではいけません。胃液を薄めるからです。味噌汁も1杯まで。お茶漬けをよく食べる人は、口内炎や口の端が切れたりします。これも同じです。

水を飲むのは空腹時がいいでしょう。私は朝起きて5合の水を飲みます。それから1時間後に3合の水を飲みます。そういうふうに、空腹時にどんどん水を飲む。私は1日に1升5合（約3リットル）は飲みますよ。

Q **お茶はどうですか。**

A カテキンに抗酸化作用があるので、お茶が注目されていますが、緑茶は弱アルカリ性で、お茶をガブガブ飲んだらだんだん胃が悪くなります。お茶を飲むなら柿の葉茶がいいです。柿の葉茶は弱酸性ですからね。

胃は酸で守られているので、これをアルカリにしてしまったら、やがて胃潰瘍になります。そして、潰瘍からガンになるのですね。

Q　**柿の葉茶は酸性なので勧めているのですね。**

A　それもありますが、一番大きな理由は、柿の葉茶にはビタミンCが豊富に含まれているからです。

ビタミンCについては、最近いろんな本がたくさん出ています。一番有名なのは、1970年のライナス・ポーリングの『ビタミンCと風邪』。これでビタミンCといえばポーリングとなりました。しかし、西先生は60年も前からビタミンCを提唱されていました。西先生はやっぱり天才でしたな。

「合成のビタミンCと天然のビタミンCは、別に変わらないからこだわらなくてもいい」という人もいますけど、それは違います。合成のビタミンCを食べると、おしっこがすぐに黄色くなります。ところが天然のビタミンCは、飲んでもおしっこは黄色くなりません。

1990年に、わが家の庭の柿の葉を調べてみたら、100g中にビタミンCが1903㎎ありました。その庭でとれた柿の葉を使ってお茶をつくり、コップに1杯分のビタミンCを測ったら、23㎎ありました。

そこで、もう一つコップを用意し、そこには合成のビタミンCを23㎎入れて、柿の葉の天然のビタミンCと合成のビタミンCの両方のコップに蓋をし、10日後にビタミンCがどれだけ減

# 柿の葉茶と煮汁のつくり方

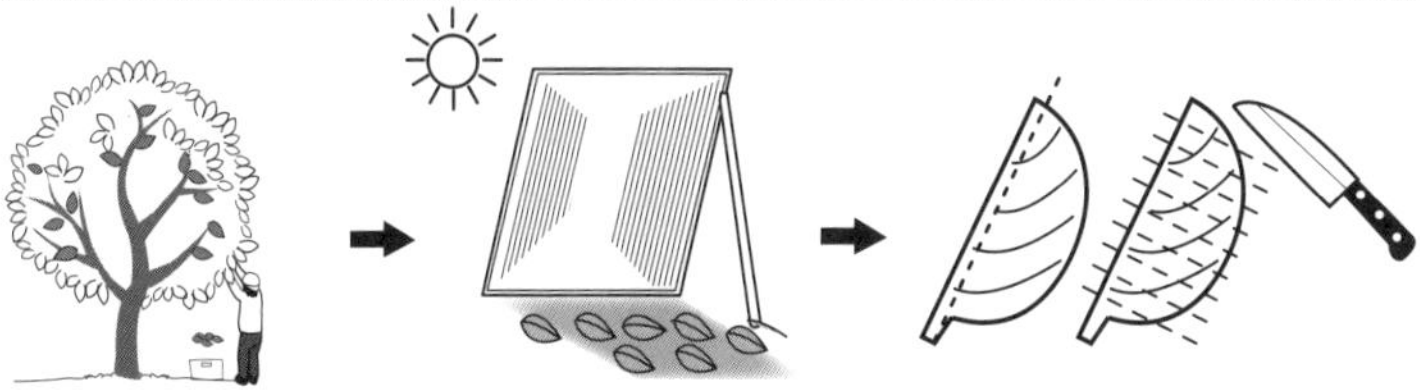

❶ 7～10月の晴れた日の12～14時に柿の葉をとる。甘・渋どちらでもよい。

❷ 2日間陰干しする。

❸ 葉は主脈を切って、包丁で3mmに刻む。

## 柿の葉の煮汁のつくり方

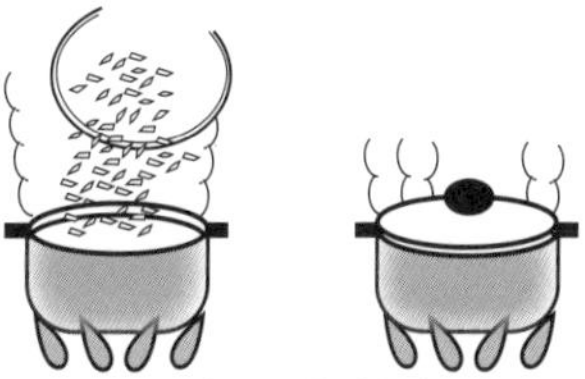

❹ 大きな鍋に水を約2ℓ沸騰させ、100枚分の柿の葉を入れる。

❺ 手早くかき回して、フタをして正確に3分間煮出す。

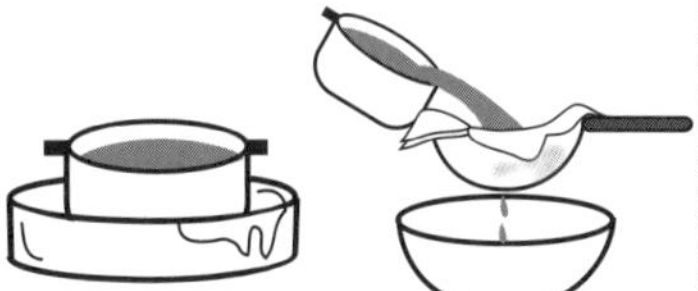

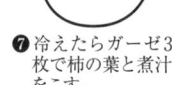

❻ すぐに火から下ろして、鍋の外から冷水で冷やす。

❼ 冷えたらガーゼ3枚で柿の葉と煮汁をこす。

❽ 製氷皿などに入れ、冷凍庫で凍らせて保存する。冷凍庫に入らない分は、冷蔵庫で冷やしておき、3カ月以内に飲む。

## 柿の葉茶のつくり方

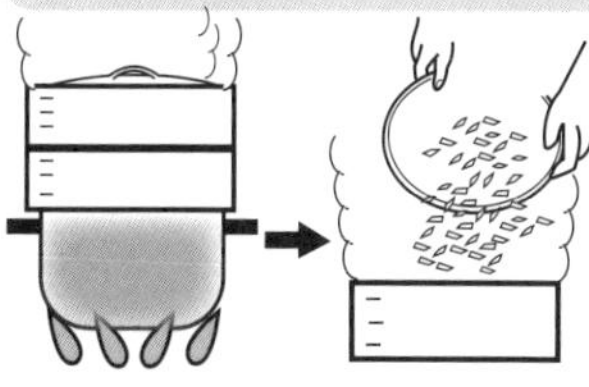

❹ 釜に湯を沸かし、セイロをのせて温める。

❺ セイロを下ろして、柿の葉を入れ、フタをして1分半蒸す。

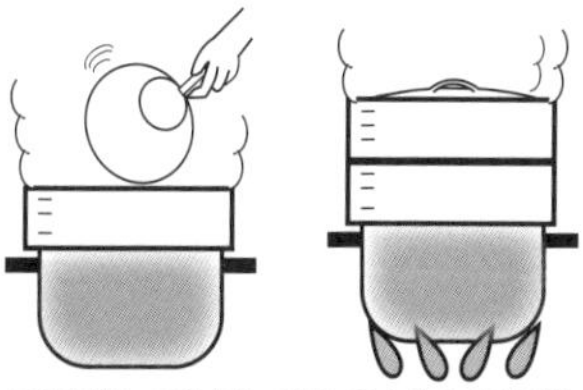

❻ フタを取ってうちわで30秒間あおぎ、葉にたまった水滴を蒸発させる。

❼ もう1分半蒸す。

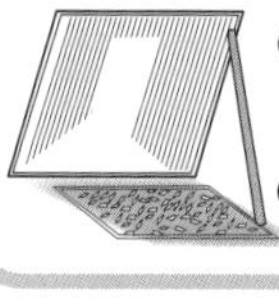

❽ ザルにあけ、日陰で干す。ビタミンCの酸化を防ぐため、金属容器は避ける。

❾ 乾いたら密閉できる容器に入れ、冷蔵庫で保管。

ったか確かめる実験をしました。結果、10日たっても柿の葉茶はまだ20㎎残りましたが、合成のほうは10分の1に減っていました。

やっぱり、合成のビタミンCより柿の葉茶のビタミンCのほうがいいのですな。しかも、「合成ビタミンCはたくさんとると蓚酸《しゅうさん》石灰ができる」という説は、一応否定されましたが、腎石や胆石とかの原因にならないとは断言できません。天然のビタミンCは蓚酸にはならないから安心です。

Q **ほうれん草や漢方薬などにも蓚酸が多いのですが、心配ないのですか。**

A 西式では、裸と着衣を繰り返す「裸療法」をやり、血液の中に酸素を入れてやれば、蓚酸とカルシウムは結びつかないと教えています。これを覚えておけば、蓚酸の多いものを食べても大丈夫です。

Q **裸療法とは、どういうものですか。**

A 裸療法とは、裸になって全身を空気にさらし、規定の時間がくれば毛布やドテラを着て温ま

# 裸療法

部屋を開放して裸になる時間と、衣服を着て部屋を閉じる時間をくり返す。裸になるときはできれば下着も取り除いたほうが効果がある。着る衣服は、季節のものよりいくぶん厚めにする。たとえば、夏ならば浴衣 2 枚くらい、冬なら厚手のものを重ねる。さらに毛布などをかぶるようにする。時間は次の表のとおり。

（単位：秒）

| 回数 | 1 | 2 | 3 | 4 | 5 | 6 | 7 | 8 | 9 | 10 | 11 |
|---|---|---|---|---|---|---|---|---|---|---|---|
| 部屋を開放し裸になる | 20 | 30 | 40 | 50 | 60 | 70 | 80 | 90 | 100 | 110 | 120 |
| 衣服を着て暖まる | 60 | 60 | 60 | 60 | 90 | 90 | 90 | 90 | 120 | 120 | 120 |

（※ただし、暖まる場合も汗の出ない程度に）

初めて裸療法を行なう場合は、いきなり全部の行程をやろうとせず、裸になる時間を次のように設定して、次第に慣れていくようにする。

1日目 70秒 → 2日目 80秒 → 3日目 90秒 → 4日目 100秒 → 5日目 110秒 → 6日目 120秒

## チェックポイント！

（1）服を着て暖まる時間は適度に長くしてもかまわないが、裸でいる時間は厳守する。
（2）裸になっているときはただじっとしているのではなく、身体のこわばった部分を摩擦したり、あるいは金魚運動、毛管運動、背腹運動などをしたりするほうがよい。着衣中は安静にして暖まる。
（3）病人は、平床上で人に助けてもらって行なう。このとき、初めから 40 秒までは仰向けの姿勢、50 秒から 70 秒までは左側を上にした横寝、80 秒から 100 秒までは右側を上にした横寝、110 秒から 120 秒は再び仰向けの姿勢で行なうのが理想。
（4）1 日のなかで行なう時間は、原則としては日の出と日没前の 2 回だが、1 回でもかまわない。病弱な人は、正午ごろのいちばん暖かい時刻に始め、毎日 30 分～ 1 時間ずつ繰り上げていき、午前 5 ～ 6 時の日の出前に行なえるようにする。
（5）食後に行なう場合は、食後 30 ～ 40 分後に始めるようにする。
（6）入浴前に行なって差し支えない。入浴後は、1 時間以上の時間をおくようにする。
（7）期間については、始めてから 30 日間はなるべく休まず継続し、2 ～ 3 日休む。そしてまた継続し、約 3 カ月続ける。なかなか健康が改善しない場合は、これを 4 回くり返して 1 年間続ける。

る。それを繰り返し行なう体操です。

裸療法することによって血液中に酸素が送り込まれ、一酸化炭素・炭酸ガスが完全に皮膚から放出されるので、血液が非常にきれいになる。便通もよくなりますね。冬でも風邪をひかないような体になってきます。そして、これはどんな重病人でもできる体操です。

**Q ビタミンCは、1日にどのくらいとったらいいのですか。**

A 厚生労働省はビタミンCの摂取量を、1日100㎎にしましょうといっています。日本人は平均1日135㎎とっていますが、私はそれでも足りないと思います。1日1〜2gくらいはとったほうがいいでしょう。

ビタミンCは吸収が悪いので、1日のうち3〜4回に分けて飲む。1日5gも飲むと下痢をしますから、1日2gくらいがちょうどいい。

柿の葉茶だとビタミンCがやや少ないので、柿の葉の煮汁がいいです。これだと100gに600〜800㎎のビタミンCが含まれます。日本中の家庭に柿の木が1本あれば、病人は激減するはずです。柿の葉の若葉の天ぷらもおいしいですよ。

ビタミンCは、鉄分やカルシウムの吸収をよくし、脳の機能もよくしますから、特に妊娠中

# 寒天断食のやり方＆メニュー

## 寒天のつくり方

❶市販の1本半の寒天（10g 程度）を3合（540cc）の水で煮る。

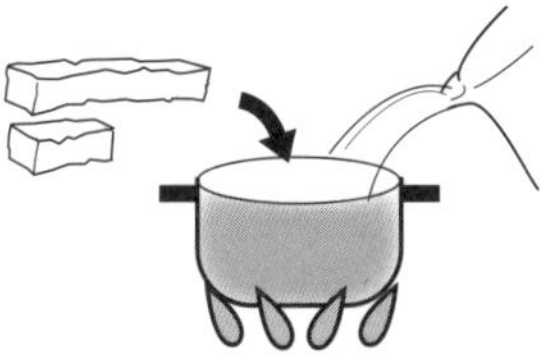

❷煮込んで、2.5 合くらいになったら、そのなかに黒砂糖かハチミツ30gを入れ、塩4～5gを加える。

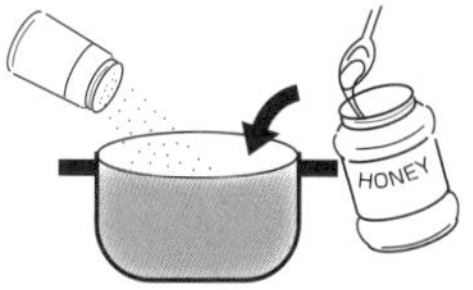


❸冷えて固まってから食しても可、固まらないうちにドロドロのまま飲んでも可。

**飲む**　●生水と柿の葉茶　1日合計 1.5～2ℓ飲む

### 朝　食

スイマグ20ccを180ccの水で飲む

### 昼　食

寒天１本半を上記の要領で食べる

### 夕　食

昼食と同じ

**チェックポイント！**

- 黒砂糖（ハチミツ）を寒天に入れずに、できあがりの寒天にかけて食べてもよい。
- 寒天断食中、腹痛や嘔吐が起こったら中止し、普通食に戻す。
- 寒天断食の前後数日はふだんの食事より減食しておくこと。

はしっかりとらないといけません。これは現代医学でも証明ずみです。

ビタミンEも、天然のものを1日200㎎、ビタミンCと一緒にとるといいでしょう。

1日1kg以上の生野菜を食べる「完全生菜食」なら、1日1000㎎のビタミンCがとれるので、サプリメントはいりません。

Q **ビタミンCで肌がきれいになると聞きますが。**

A ビタミン類のうち、ビタミンA・$B_2$・$B_6$・Cなどが、肌をきれいにするといわれています。特にビタミンCは肌を白くし、ビタミンEは血管を拡張させて血流を多くします。

それから、シワですけど、これは皮膚を膨張するものを食べるといい。すなわち、青い菜っ葉です。

逆に、皮膚を収縮させるものは肉食です。ですから、肉をたくさん食べる人はシワができやすく、逆に、生野菜をたくさん食べている人はシワが少ないです。

これはね、一つの哲学です。膨張と収縮は陰陽の関係にあります。陰が膨張で、陽が収縮ということ。肉食には求心作用がある。これに対して野菜類は遠心性で、膨張作用です。生菜食療法を続けていると、みんなシワが消えて、非常に若返りますな。

たとえば、南方の人は野菜や果物を食べているから案外シワが寄らないが、寒い地方に行くと肉食が多いからシワが増えてくる。つまり同じ高齢者でも、南方と北方ではシワが違うのです。

日本では、青森や秋田のあたりは肌がきれいといわれています。これはやっぱり菜っ葉類のおかげです。肌をきれいにするのは、何といっても野菜ですな。

メラニン色素の抑制に、ビタミンCが役立つことはよく知られていますが、青汁も効果があることを、最近カゴメが佐賀大学と共同研究で突き止めました。ニンジンや青い菜っ葉に含まれている色素のカロチノイドに、メラニン色素を抑制する効果がはっきり出たのです。そういう点では、青汁を飲むことは、肌にとって非常に有効だということです。

しかし、美肌の一番の決め手は宿便を排泄することです。宿便をいっぱいおなかにためておきながら、鏡の前に座って一生懸命に化粧しているのは滑稽なことです。今の娘さん方は、たくさんそれをやってますけどね（笑）。

一番手っとり早く肌をきれいにするのは断食です。10日間くらいの寒天断食かすまし汁断食をやりましたら、そりゃもうイボやホクロまでとれますよ。だから、見合いする1ヵ月くらい前から断食をやっておけばいいのです（笑）。

これが厳しいというなら、1週間に1回の一日断食をやるといいです。一番無難なのは朝食抜きですね。これでむくみもとれます。

むくみを治すには、朝食を抜いて腎臓を働かせる必要があります。シワも同じです。肌に張りがあるということは、腎臓とか肝臓が完全に働いているということです。

なぜかというと、食事を1食抜くと、血液が胃腸に集まらないで腎臓へ来ます。食べてしまったら、その血液が胃腸へ行って消化のほうへ回されます。そうすると腎臓がお留守になるでしょ。お留守になるっていうことは、それだけ毒素を排泄できなくなる。そうするとむくむのです。

今の人は朝から晩まで食べまくっていますからね。「血糖値が下がるから、朝食はとったほうがいい」とか、一つひとつを細かく見たら理屈はあるけど、大きく全体を見たら抜けています。朝食を食べると結果的に宿便をためてしまい、それによって体が悪くなる。朝食を食べなさいというのは、木を見て森を見ない議論ですな。

ニキビなんかも食べ物から治さなければなりません。肉、チョコレート、甘いものをやめたら、きれいに治りますよ。

美肌を目指すうえで一番大切なのは、甘いものを控えること。甘いものは腸を荒らします。美肌のカギを握っているのは、なんといっても腸です。

# すまし汁のつくり方

## ▶用意するもの（1回分）

| | | | |
|---|---|---|---|
| ●水 | 540cc | ●コンブ | 10g |
| ●干しシイタケ | 10g | ●しょうゆ | 20cc |
| ●黒砂糖（固形） | 30g | | |

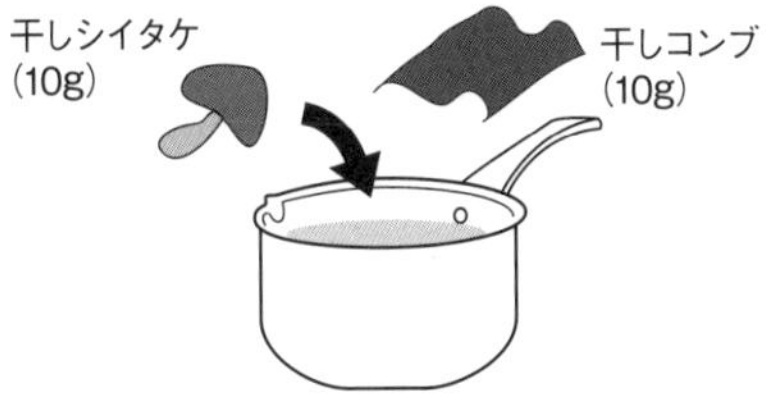


❶用意した540ccの水の中にコンブとシイタケ各10gを入れて沸騰させる。

❷だしが充分出たら、コンブとシイタケを取り出す。

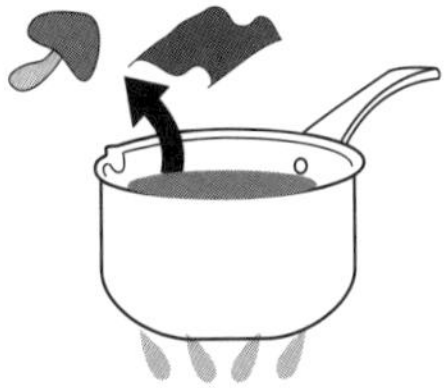

❸ 好みでしょうゆ20ccを入れる。

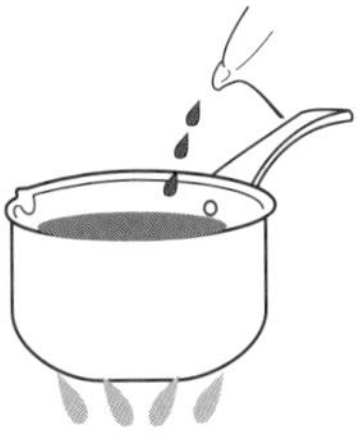

❹これでできあがり。熱いうちに飲む。昼と夜に３合（540cc）ずつ飲めば、空腹感が軽減し、一日断食の間も快適に過ごせる。

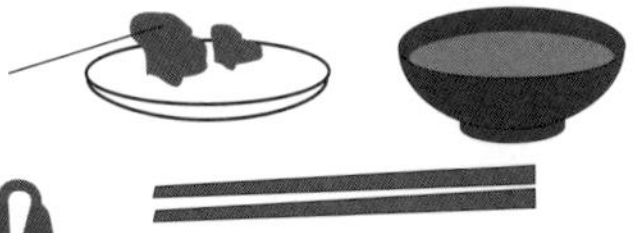


## チェックポイント！

●黒砂糖は汁に入れずに、汁を飲みながらかじって食べる。
●すまし汁断食のあいだは宿便を出すチャンス。生水をしっかり飲んで便通を促そう。スイマグ（20cc程度）を朝と晩に飲むと効果的。
●断食も、吐き気がしたり、立ちくらみが強く出たら、無理せず、お粥を食べるなど断食を中止すること。
●最初は１カ月に１日のすまし汁断食から始め、最終的には１週間に１日のすまし汁断食を目指す。

# 体質をすべて変える生菜食

Q　**生菜食療法とは、どういうものですか。**

A　西式の生菜食療法では、1日に野菜の根と葉をそれぞれ5種類以上食べる。1日当たり1100～1300g、多くて1400～1500gまで食べてもいいことになっています。しかし、食塩は一切使わない。玄米の粉も果物も使わない。非常に厳格な療法です。
最初これを西先生から聞いたとき、西先生は「これでもってすべて体質が変わる。宿便も出て、本当の健康体になる」といわれました。カロリーは1日300キロカロリーから、せいぜい400キロカロリーです。タンパク質はだいたい15g。「これで2年でも3年でも生きられる」といわれたのです。今まで医学部で聞いた常識と全然違う。しかし、疑うよりまず、嘘か本当か自分でやって確かめてみようじゃないかと、生菜食を始めたわけです。

ところがね、この西式生菜食療法はとても厳しいです。食塩も全然とらないでしょ。野菜のほかに何も食べない。２ヵ月くらいやりましたらグロッキーになってしまいました。力は抜けるし、やせてきて、とうとう37kgまで体重が落ちました。栄養失調みたいになってしまいまして、私も死ぬのじゃないかと思いましたし、周りの者もこのままでは死んでしまうのじゃないかと思って見ていました。

患者さんにこんなことをさせたらたいへんです。そこで、西式で１００点とるより、60点でもいいから、もうちょっと楽な方法を考える必要があると思って、玄米の粉も食べて塩も使おうじゃないかと、今の玄米生菜食を始めたのが昭和44年頃です。そして、それが成功したのが昭和49年です。

3月から始めて翌年の12月31日まで、盆も正月も1日も休まず1年10ヵ月間やりました。葉っぱが５００g、根っこが５００gの１日１kgの野菜。葉っぱは5種類くらいをミキサーでドロドロにして、根っこは大根とニンジンと山芋をおろして食べる。それに玄米が１日１４０g、塩が10gです。これなら楽にできます。カロリーが９００キロカロリー、タンパク質が25gです。

## Q　９００キロカロリーでは、だんだんと体重が減って、長く続けられないのでは？

A

そう。確かに体重はだんだんと減ってきました。ところが、あるときから体重が横ばいになり、しばらくすると今度は体重が増えてきました。これを知ったときはビックリしました。今ではこれを、「甲田カーブ」といってるわけです。

体重が増え始めたときは、むくんで水分で増えてるのかと思ったり、栄養失調になったのではないかと思いましたが、検査しても全然栄養失調じゃない。しかも、非常に体力が出てきたからね、「これは本物だ」と思いました。

そこで患者さんに「やってみるか」と勧めてみたところ、たいていみんなこういうカーブになってくる。「この甲田カーブというのは一人だけじゃない、誰でもがこうなるんだ」ということがわかってきたのです。

生菜食を始めると、最初はどんどんやせていくのは、腸の中が完全に変わっていないからです。人によっては10kgとか15kgとかやせてきます。半年くらいして、たまっていた宿便が全部出ると、腸内細菌叢《さいきんそう》が変わってきます。そうなると、同じ食事でも全然やせなくなるし、むしろ太ってくる。甲田カーブが出てくるわけです。だから、まずは宿便を出すこと。全部出してしまって、今度は新しい腸内環境をつくり上げていく。

この甲田カーブが出るまでに最低6ヵ月はかかります。2年かかる人もあります。そして、その過程でいろんな病気が治ってくるのです。

重症筋無力症という難病も治るのがわかりました。膠原《こうげん》病の多発性硬化症という非常にやっかいな病気も2年で完全に治った例があります。それでいろいろな難病が治った記録をまとめたものが『生菜食健康法』（春秋社）、『生菜少食健康法のすすめ』（創元社）という本です。

Q　生野菜ばかりだと体が冷えるのでは？

A　ところが冷え性は生野菜で治ります。東洋医学では「生野菜は体を冷やす」というのが常識なのに、その生野菜で冷え性が治るなんて、「そんなバカな」って、みんなは半信半疑です。しかし、生野菜で冷え性が治る。これは間違いないです。

確かに、最初の6ヵ月間くらいはものすごく冷えて震えあがります。だから、冬は避けて、5月頃から生菜食を始めるといい。すると、次の冬には寒さをあまり感じない。さらに半年もすると、不思議なことに冷えを感じなくなる。2年くらいたったら、冬でも裸で寝られる体になります。

東洋医学の常識は、最初の6ヵ月間のことをいってるのです。これは確かに正しい。けれども、すべてじゃない。生菜食をしばらくやりましたら、本当に元気になります。そりゃもう金輪際冷えない体になりますな。

Q **どんな人でも玄米生菜食ができますか。**

A 甲田医院の玄米生菜食にはAとBがあります。Aは生野菜をミキサーにかけて、ドロドロの状態の野菜を食べます。これだと「おなかが張る」「食べにくい」という人は、カスを捨てた搾り汁のほうがいいでしょう。この、生野菜のドロドロではなくて搾り汁を使うのが生菜食Bです。これなら胃下垂とか胃腸の弱い方でもできます。

生菜食Bでは、生野菜の葉っぱの搾り汁1合とニンジンの搾り汁1合を、1日2回で合計4合飲みます。大根やニンジン、山芋のおろしは食べません。あとはハチミツを1日60gに、玄米100g〜120gくらい使う。豆腐も200g。おなかがへる人は300gでもかまいません。

これでしたら誰でもできますな。ただし、胃腸の負担を減らすことを考えていますから、玄米と豆腐を食べるのは晩だけで、昼は、青汁とニンジンジュースだけですませます。

Q **農薬の使われた野菜を使用してもいいのですか。**

A 本当はね、農薬とか化学肥料を使った野菜は使わないほうがいい。でも、あまり神経質にな

# 生菜食Aのメニュー

飲む

- スイマグ（緩下剤）20ccを180cc の水で飲む（午前中）
- 生水と柿の葉茶　1日合計 1.5～2ℓ飲む

**朝　食**

なし

**昼　食**

① 生野菜

葉……ほうれん草や小松菜などの緑黄色野菜を中心に5種類以上の葉野菜をドロ状にして食べる(250g)

根……大根おろし 100g、人参おろし 120g、山芋おろし 30g（計250g）

② 生玄米粉……100g

③ 豆腐……200g

（塩分として、自然塩を焼き塩で1日に10g）

**夕　食**

昼食とまったく同じ

**チェックポイント！**

- ドロ状の野菜には、果物や果汁を入れて味を調えて食べるとよい。
- 生玄米粉に 20g 程のハチミツを混ぜて食べてもよい。
- そのほかのものは食べない。守れない人はドロ状はやめ、しぼり汁にすること。
- ドロ状の生野菜ではおなかが張る人は生菜食Bに変更する。

るのも考えものです。青汁にはダイオキシンなどを排泄する効果もありますからね。
家庭菜園でつくるのがいいでしょう。ベランダでケールとかを育てるのがお勧めです。

Q　**野菜ジュースをつくるときに注意することはありますか。**

A　葉っぱに、オオバコやハコベなどの野草を使ってもよいが、野草の場合は蓚酸が多いので、西式の裸療法をきちんとやらないといけません。
ミキサーに生野菜を入れて回すときには、水を入れると野菜が酸化します。先にリンゴを搾ったり、ミカンやレモンの搾り汁を入れると、水なしでもできます。青汁にレモンやお酢などの酸のきついものを入れてあげると、ニンジンのビタミンC破壊酵素が働かなくなるから、青汁にニンジンを入れても心配ありません。

Q　**なぜ、玄米を炊かずに生で食べるのですか。**

A　炊くと、脂肪やタンパク質が変性したり、酵素などが壊れ、澱粉《でんぷん》がα澱粉になるからです。
α澱粉は、食べると消化酵素で分解されてブドウ糖になります。生だとβ澱粉なので消化酵

# 生菜食Bのメニュー

**飲む**

- スイマグ(緩下剤)20ccを180cc の水で飲む(午前中)
- 生水と柿の葉茶　1日合計 1.5〜2ℓ飲む

**朝　食**

なし

**昼　食**

**生野菜**

ほうれん草や小松菜などの緑黄色野菜を中心に5種類以上の葉野菜をしぼり汁にして飲む(180cc)
ニンジンをしぼり汁にして飲む(180cc)
ハチミツ30g
(塩分として、自然塩を焼き塩で1日に10g)

**夕食前**

昼食と同じメニューを飲む（ただし、ハチミツはなし）

**夕　食**

生玄米粉……100〜120g
ハチミツ……30g
豆腐……200〜300g

**チェックポイント!**

- 血圧の高い人や血糖値の高い人は、しぼり汁を多く飲むと効果的。
- 市販の青汁には酵素がないので、できるだけ自分でつくる。
- やせすぎる場合は、いったい普通食に戻し、体力を回復させてから実行する。
- 実行中はそのほかのものは食べない。

素が働きません。消化されないまま大腸に行きます。大腸では、腸内細菌で分解されます。発酵ですね。ブドウ糖にならずに、短鎖脂肪酸になって吸収されることでエネルギーになる。このとき大腸で、酢酸・酪酸・プロピオン酸などがたくさんでき、その酸で腸壁が刺激され、便通がすごくよくなります。それに、酪酸がたくさんできると、大腸の壁にできたガン細胞に入って正常細胞に引き戻す。だから大腸ガンの予防になるわけです。

**Q　発芽玄米はどうですか。**

A　玄米を水に漬けると、2日くらいで芽が出て発芽玄米になります。するとγ《ガンマ》アミノ酪酸が白米の5倍に増える。ギャバですな。これが増えると脳の血流量が非常に増える。だから脳の機能がよくなります。

一番いいのは、この発芽玄米を生で食べる。水に漬けてあるから軟らかくてそのまま食べられます。粉にする必要がない。甘くてとてもおいしいですよ。

**Q　他にはどんな効果が生玄米にありますか。**

A　美肌ですな。フードプロセッサーでもコーヒーミルでもいいですから、玄米を粉にしてご飯代わりに食べると、１週間もたたないうちに肌の色つやが違ってきます。本当に自分で驚くほど肌がきれいになる。そうすると、いつまでも生菜食を続けようという気持ちになりますな。それに飢餓感もないし、お通じも快調。ダイエットにももってこいです。

ニンニクの臭いが気になる人は、生玄米粉を食べれば１〜２時間で臭いが消えます。一度、試してみてください。

# 生野菜で難病が治る

Q　**生菜食は、どんな病気に効果がありますか。子どもにもできますか。**

A　アレルギーや慢性肝炎、慢性腎炎、リウマチもきれいに治る。甲田医院にはたくさんの難病の患者さんたちがたくさん来られますが、まじめに生菜食を実行した方は、例外なく効果を得ることができます。

子どもの患者さんに生菜食を最初に試したのは筋ジストロフィー症です。筋肉が萎縮して倒れてしまう病気です。今から20年くらい前、ある筋ジストロフィーの男の子が2年間生菜食をやりましたら、今まで転んでおったのが転ばなくなった。「筋ジストロフィーは遺伝病で治らないはず。どうしてよくなるんだ」って評判になりました。だから筋ジストロフィーの患者さんが、それはたくさん来られました。これが子どもの生菜食のデビューです。

それから、C型肝炎もよくなりました。慢性腎炎も軽症なら治せます。悪性リンパ腫の子どもも一例ですが生菜食で治っています。小さい坊やですよ。糖尿病なども軽症なら、1ヵ月あればとてもよくなります。

ある患者さんが健康診断を受けたところ、尿糖が3＋と深刻で、急いで病院で検査したら、血糖値が580㎎／dℓもあった。それで、朝晩インスリンを1ヵ月間打ちました。このままだと一生インスリン生活かと思い、半年間に二日断食を4回やりました。断食後は、見よう見まねで朝食を青汁1杯だけにしたら、580だった血糖値が、朝の空腹時で120、食後で250に下がりました。ところが、断食のあとに食事メニューを守れず食べ過ぎて、また元に戻ってしまいました。

そこで私のところ来て、本式の生菜食を始めました。1日2食。1食当たり青菜250g（ドロ状のジュース）、ニンジン120g（おろし）、大根100g（おろし）、山芋30g（おろし）、豆腐100g。ただし、玄米生菜食の基本メニューのうち、生玄米粉は除きました。

この食事で、血糖値が毎日みるみる下がりました。当初の274が、250、199、188、151、133……。7日目には127。たった1週間でみるみる下がる。こうなれば、もうしめたものです。糖尿病も、1ヵ月くらいでインスリンから離脱できます。断食を併用しなくても、生菜食だけでも十分いけます。

Q　糖尿病になっても、軽症なら、自宅で生菜食をやればいいということですね。

A　ただし、自宅で生菜食をやるときは、あまり極端なことをやると、おなかがへって困ります。長続きしません。だから、さっきのメニューに生の玄米粉を加えるといいでしょう。玄米の量は1日100g。玄米を粉にして食べる。体重もあまり減らないし、力も抜けないで元気です。ただし、大の男でしたら、もう50gくらい玄米粉を加えたいところです。

ただ、玄米を加えた分、血糖値が下がるのに2ヵ月はかかります。もしも、早く治したければ、玄米はなし。そうすればトントン拍子です。腹持ちをよくするために、豆腐を1回200gまで増やしてもいいですが、これも血糖値の下がるテンポは遅くなります。

糖尿病の生菜食では、腹がへることをどうコントロールするかが大事です。基本は生野菜を1日1kg食べる。それに生のタマネギも1日1個食べる。薄くスライスして、昼に半分と晩に半分。これだけ食べたら満腹になります。

1ヵ月たったらインスリンが出てくる体になりますから、以降は少々食べても血糖値が急には上がらなくなります。

生菜食をやれば、糖尿病で腎臓をやられても目をやられても、軽症なら治ります。糖尿病だけじゃなく、いろんな病気が治ってくる。血圧も下がる、慢性肝炎も腎炎もよくなってくる。

重症筋無力症も好転します。こういう難病にかかった場合に、生菜食が切り札になるわけですな。

**Q なぜ生菜食で病気が治るのですか。**

A 何もかも全部生だと、人間の自然治癒力を高めるのでしょう。しかし、まだまだ解明されてません。どうして治るのか証明できたら、おそらくノーベル賞ものです。

一番重要なことは、食べ過ぎたために腸に滞留した宿便が、完全に出てしまうためでしょう。人間は極端な少食を続けると、非常に効率のいい、ロスのない体に変わります。生のものを食べていると、ロスが一番少ないのです。

**Q 食材には火を加えたほうが消化にいいのでは？**

A ところが実際は、火を加えたものを食べると体は迷惑します。人類の祖先は、3000万年も4000万年も生のものを食べてきた。それでもって生きられるように体ができあがっています。それをわざわざ火を加えて食べているのが現代人。

火を加えると、タンパク質は変性する、脂肪は酸化する、ビタミンは壊れる、酵素も壊れる。そんなものばかりを体に入れると、体は迷惑します。変性したり壊れたりしているから、利用するために元に戻さなければなりません。体はそれに相当なエネルギーを使っています。だから、1日2000キロカロリーも3000キロカロリーも食べることになる。けれど、生ですとその4分の1のカロリーですむのです。

Q **実際に、どのくらい少食の方がいますか。**

A 信じられないでしょうが、私の患者さんに1日1杯の青汁だけで生活している人がいます。その人がこの前、断食を約3ヵ月間しました。水だけの断食ですよ。1週間に1回少しだけ食べるけど、それ以外は何も食べない。80日近くして、電話で体重を聞いてみたら、「先生、全然減りません。61kgです」っていいます。断食に入ったときの体重が61kgだったのですよ。そこで、「80日近く水断食して全然減りませんか?」って聞いたら、「先生、どうしましょうか」って困っていました。「あんた、死ぬまで断食せないけませんな」って答えておきましたけどね(笑)。

このご婦人が、生菜食を始めた14年前は53kgでした。1日に青汁1杯しか飲まないのに、体重が少しずつ増えてきました。これも驚きですが、それでは水断食したらどうかと思ってやらせてみたけど、体重はほんの少ししか減りません。で、体は健康そのもの。これはどういうことなのか、現代医学ではまったく説明がつきません。

ほかにも、1日500キロカロリー以下しか食べない人が、全部で15人います。1日800キロカロリー以下だと30人に増えます。ただし、みんな青汁か青ドロ（漉《こ》してない青汁）が基本です。

Q なぜ少しの野菜だけで健康でいられるのですか。

A パプアニューギニアの人たちは、タロ芋とかヤム芋ばかりを食べて、筋肉が隆々としています。でも、食事中のタンパク質は1日たった19gという報告もあります。

現代栄養学や医学では、タンパク質から炭水化物も脂肪もつくられますが、炭水化物と脂肪はタンパク質をつくれないと考えています。だから、絶対にタンパク質（必須アミノ酸）は食べなければいけない。でないと筋肉をつくれない。これが現代医学の常識です。

タンパク質は体重1kg当たり1g必要とされていまして、60kgの人なら1日60gです。ですが、パプアニューギニアの人は全然足りません。どうなっているかというと、腸に100兆いる腸内細菌が、空気中の窒素から最終的にタンパク質を合成して、それを人間が利用しているのではと推測されています。つまり、牛や馬は草ばかり食べていながら巨大な肉をつくっている。これと同じメカニズムなのでしょう。

でもこれだけじゃあ解釈がつかないです。なぜなら、パプアニューギニアの人たちは、タンパク質は少ないけれど、タロ芋を腹いっぱい食べています。エネルギーは1日約1500～2000キロカロリーほど。ところが甲田医院には、14年間も1日たった50キロカロリーの青汁だけで暮らしている人がいて、しかも体重が減らない。腸内細菌の問題だけでは解釈できないですな。

このように、1日青汁1杯だけで生きてる人のように、タンパク質をほとんどとらずに筋肉がやせない人がいる。ご飯ばかり食べていた昔の日本人もそうでした。ということは、どこかで筋肉ができているわけです。西式の理論はこれです。炭水化物からタンパク質を合成できると見ているわけです。「裸療法をやって、温冷浴をやって、生野菜を食べていたら、ちゃんと筋肉ができる。炭水化物や脂肪からも、ちゃんとタンパク質ができる」と西先生はおっしゃっていました。

「生野菜には窒素がないからタンパク質はつくれない」と世間からいわれても、裸療法をやっていたら、空気中の窒素が体内に入ってきて、それでタンパク質が合成されると主張していたのが西式理論です。ウソかホンマか、今のところわかりませんけどな（笑）。

**Q　ベジタリアンになれば健康になれるといえますか。**

A　ベジタリアンにもいろいろあって、牛乳も卵も一切なしの完全なベジタリアンから、牛乳だけはいいというもの、卵もいいし魚もいいというのもあります。
しかし、生で食べるか火を加えて食べるか、その区別がより重要です。同じベジタリアンでも、腹いっぱいのベジタリアンか、少食のベジタリアンかでも違う。ベジタリアンでも、腹いっぱい食べて、しかも加熱したものを食べるのは少し考えものですな。

生のものを腹七分か腹六分で食べる。これが一番いい。生菜食はこのタイプのベジタリアンです。

**Q　生のものを腹六分とは、厳しいですね。**

A　生菜食は確かに厳しい。たいていは続きません。私は1日1食で約750キロカロリーですが、1日2食から1日1食の生菜食にするまでに20年以上かかりました。本当に厳しい道です。

本当に病気を治したいと思うか、それでも食べたいと思うか、この天秤ですな。たいていの方は食べたいほうに負けます。ところがね、重病にかかると、治りたいという思いが強くなって、厳しくてもやり遂げます。病気の軽い人の多くは失敗しますけど、重い人はだいたい失敗しません。

Q **病気でない人が健康になるために、一番気をつけなければならないことはなんですか。**

A やはり食べ物です。タバコをやめるのもいい、アルコールを控えるのもいい、しかし、根本は食べ物です。食べ物はきちっと決めたものを食べる。腹七分くらいなら何とかできるし、腹八分なら簡単ですね。

朝飯抜きがいいですが、それ以上に、空腹で寝るということのほうが重要です。夜食をしないこと。寝る前の4時間は何も食べないこと。そうすると熟睡できる。それだけでも調子がよくなるのは間違いなしです。

# 木枕・平床・金魚運動・背腹運動

Q　西式健康法の「木枕を使って平床に寝る」とはどういうことですか。

A　木枕と平床で寝ると、首や背骨のゆがみが少しずつ治り、万病の予防になります。背骨の狂いがいろいろな病気の原因になることは昔からいわれています。

たとえば、1834年、ロンドンの治療師のグリフィン兄弟が、背骨の狂いと病気の関係を148の症例を挙げて説明しています。1841年には、マーシャル・ホームという人が、脊髄神経と内臓疾患の働きは密接な関係があるという本を書いています。

1874年には、ドクター・スチルが、骨の狂いを治せばどんな病気も治るというオステオパシー（整骨療法＝オステは骨、パシーは病気を治す学問の意）を発表した。一時はこれがよく流行りました。

1884年には、パーマーという人が、手で脊柱の異常を治して各種の病気を治せるといいました。これがカイロプラクティック（脊柱指圧療法＝カイロは手、プラクティックは技・術者の意）です。

カイロプラクティックの治療室に行きましたら、背骨を見て、狂っている所をその場で治します。効果はありますが、長年の間に狂った背骨が、その場で治るわけにはなかなかいきません。骨の周りには筋肉が硬くまとわりついているので、いきなり元に戻そうとすると肉離れを起こすことがある。それに二本足で歩いている限り、背骨はまた狂ってきます。治療した時点では確かに元の位置に収まるけど、お金払って玄関出て、10歩、20歩と歩いたら、もう元の木阿弥。「また明日いらっしゃい」ということもあるわけです。

硬い木枕で板の上に寝るのは、お金も手間もかけずに、寝ている間に少しずつ昼間にズレた背骨の狂いを治すのです。

Q　**木枕とは、どういうものですか。**

A　半円柱形の枕です。この木枕（硬枕）をやっていますと、首の骨（頸椎骨《けいついこつ》）のズレ（副脱臼）が治ってきます。重い頭を支える頸椎骨はゆがみやすく、いろんな臓器と関係しています。

# 平床＋硬枕

## 平床

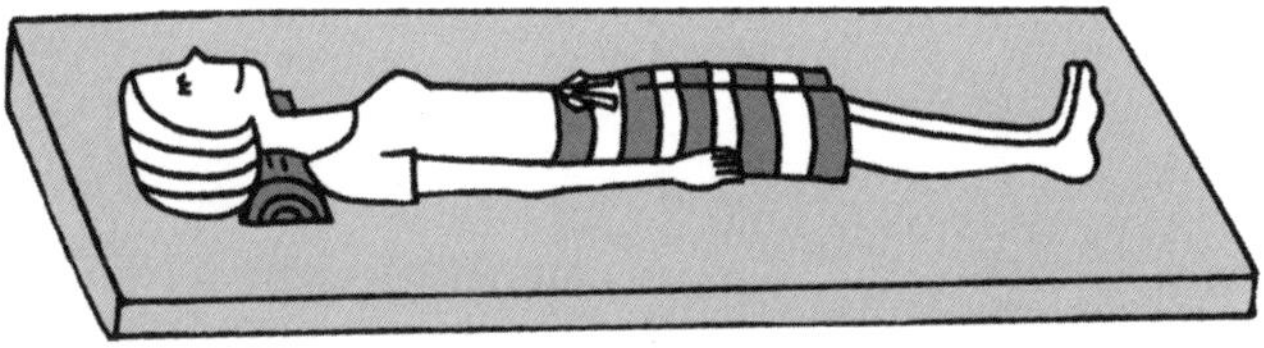

就寝の時、敷き布団の代わりに、平らな板を用いると、寝ながらにして、1 日のうち 7～ 8 時間を脊柱の矯正に利用でき、慣れるとこちらのほうがかえって熟睡できるようになる。

## 硬枕

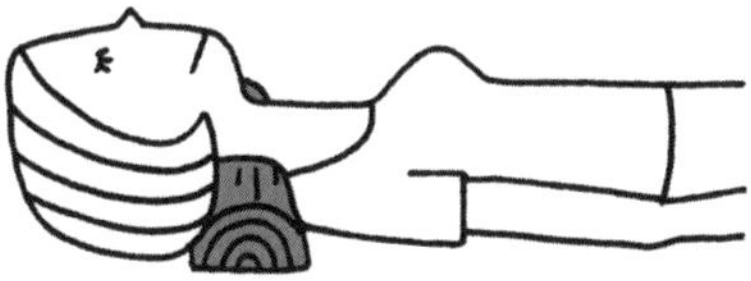

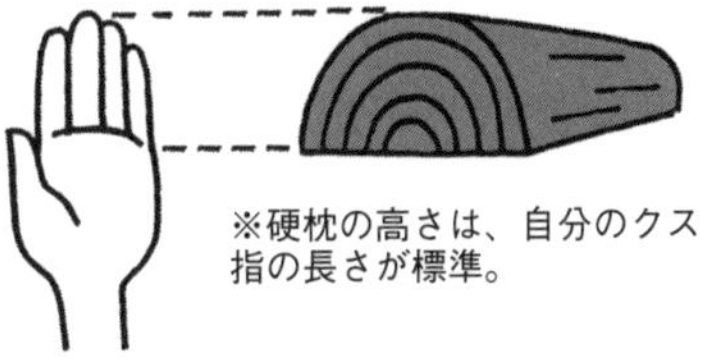

※硬枕の高さは、自分のクスリ指の長さが標準。

通称「木まくら」ともいい、硬枕は上記の平床と併用。これは特に頸椎の矯正を行なう。

**チェックポイント！**

- 平床は合板でもよいが、桐製がオススメ。
- 堅い板の上に直接寝ることで、背骨の狂いを矯正。背骨の狂いがなければやせていても痛くはない。

鼻・歯・耳・のどなども、頚椎骨のゆがみと関係しています。

たとえば、腎臓結石。頚椎の3番と4番は副甲状腺とつながっています。副甲状腺は血液中のカルシウムを調節しているのですが、頚椎3番と4番が狂うとその働きも狂ってきます。血液中にカルシウムが増え、そうなると具合が悪いから尿に逃がす。すると尿中にカルシウムが増えて、今度はそれが結石になる。ですから腎臓に石がたまるということは、3番と4番の頚椎骨に原因があるとも考えられるわけです。

これはまだ現代の専門家は注目していません。副甲状腺ホルモンの機能が高まったら腎臓結石になる、という文献はありますが、副甲状腺ホルモンの機能がなぜ狂うのか、それが首の骨が狂っているからということには、まだ気づいていないのです。

また、3番と4番は歯の病気に関係する。ここが悪いと虫歯や歯周病にかかりやすくなります。

Q **木の枕では、とても痛そうですが。**

A 木枕を使うと、首や頭が痛んで、よく眠れないというのは最初のうちだけ。1日10分でも15分でもいいし、慣れるまでは木枕に2枚でも3枚でもタオルを巻いて痛くないようにしたらいい。だんだん外していって、最後はタオルなしで寝る。慣れてしまったら、木枕でないと安眠できないようになります。

木枕をあてるのは2時間半で十分です。朝まで木枕のままでなくてもいい。寝ている途中で外してもかまわないと、西先生もいつもおっしゃっていました。昼寝をするときだけでもいいだけども、首の狂いが治れば何時間でもできるようになります。

Q **子どもも木枕をさせたほうがいいのですか。**

A 子ども用の木枕もありますが、小学6年生くらいまでは必要ありません。小豆枕をつくってあげるといいでしょう。布で長い円柱形の枕をつくって小豆をつめる。小豆枕は頭を冷やすので、頭寒足熱《ずかんそくねつ》になって非常にいい。長めにつくるのは、子どもは寝相が悪いからです。

Q **平床とは、どういうものですか。**

A 背骨の狂いを治すのが平床。直立歩行で生じた脊柱の彎曲《わんきょく》を、平らな板の上に寝て、水平な一直線になるように矯正するものです。

仰向けで寝るのがいいのですが、われわれは悪いところを上にして寝る癖があります。たとえば、右のほうに結核があったら右を上にして寝る。しかし肝臓は例外で、悪いほうを下にして寝る。一方、腎臓が悪い人はうつ伏せが多い。ところが板の上でうつ伏せに寝ると痛いし、第一に熟睡ができない。だから、板の上に寝ると自然と仰向けになります。

胸毛の濃い人はすぐに板の上で寝られます。もともと健康に生まれているからです。両手の指紋が巻いている人もそうです。われわれの祖先が、むかし木の上に住んでいたころ、手が滑らないように指紋は巻いていました。それが地上に降りてくると、必要ないからと流れになってきた。指紋が全部巻いている人は、体が丈夫な人が多いのですな。

といっても、板の上に寝ると最初は背骨や腰が痛い。少しずつ慣らしていきます。布団を2枚敷いていたら1枚にする。慣れてきたら布団の代わりに毛布2枚にする。これにも慣れたら、平床に敷布を1枚。最後は板の上に直接裸で寝る。板は1㎝はないと曲がってしまって効果が十分に出ません。薄っぺらいベニヤ板はダメですな。

# Q どうしても板の上で仰向けに寝られない人は、どうしたらいいですか。

畳の上に直接寝ると熱を奪われるので、新聞紙を何枚も敷き、その上にシーツか毛布を広げて寝るといいでしょう。

A 寝る前に金魚運動をしっかりやる。子どもの寝相が悪いのは、寝ながら昼間の背骨の狂いを治しているからです。大人も15分ごとに寝相が変わります。ところが、寝る前に金魚運動をしっかりやると、寝相は悪くならないで朝まで仰向けのままで寝られます。

背骨の周囲にはいっぱい筋肉がついています。木枕と平床で寝ても、そう簡単には狂った背骨は動きません。ですから、寝る前に金魚運動と背腹運動をやって筋肉をほぐし、骨がよく動く状態にしてから木枕と板で寝ると効果が早く出ます。

Q **腰痛症の人でも、板の上で仰向けに寝るのがいいのですか。**

A 仰向けに寝ると、たいていの人は腰と床の間が浮いて体が彎曲します。しかし、本来は真っすぐでないといけません。腰痛の人ほど腰と床の間に隙間ができます。金魚運動をしっかりやりましたら、だんだん隙間がなくなってきます。ピタッと一直線になったら、もう腰痛は治っているのですな。

Q **金魚運動と背腹運動で、背骨の狂いが治るのですか。**

A　背腹運動が一番のお勧めです。これを3年もやると、運動を始めて10分もすれば、硬くなった筋肉がほぐれてくるのがわかります。ほぐれてきたところで、ようやく骨が動き出す。いま何番目の骨が動いているかがわかるのですね。骨が動いたときの気持ちのいいことといったら、なんともいえません。肩や首の凝りも全部吹っ飛びます。まるで日本晴れみたいです。背骨の狂いを治すということが、こんなに気持ちのいいものかわかります。私は、朝と夕方、これをやらなかったら気持ち悪くて話になりません。

ただ、背腹運動や金魚運動をしっかりやっても、そのあとで歩くと、すぐ元に戻ってしまいます。だから寝る前にしっかりやって、そのあとに板で寝るのがいいでしょう。

Q　**やわらかい布団のほうが気持ちよく寝られるのでは？**

A　ところが、慣れてきたら板のほうがずっと気持ちいい。3年やりましたら、もうやめられません。私なんか布団の上では寝られません。裸で板の上に寝るほうが疲れがよくとれ、朝のスッキリした目覚めは格別だし、昼間も快適に過ごせるのですな。

Q　**裸で板の上に寝たら、冷えるのではないですか。**

A それは逆です。朝、布団で寝た後と平床で寝た後の下の畳を触ると、布団で寝たほうの畳が温かい。布団で寝ていると体温を奪われますが、板だと体温の逃げが少ないということです。体温を奪われるということは、それだけ衰弱したということ。確かに冬は板に入ったときにヒヤッとしますが、15分もたてば温まってきます。

板の上に寝ると、体の表面の静脈が収縮するので血液循環がよくなる。体表面の静脈が縮むということは、静脈の血液が心臓に早く帰るということ。それだけ疲れが早くとれる。逆に、暖かい布団や電気毛布などで寝ると、血管が膨らみ、血液が心臓に帰りにくい。だから疲労物質が残ります。布団は気持ちいいけど、実は疲労物質がとれない。板で寝たほうが、血管が縮んで、静脈の血液が心臓へ早く帰るので、疲労物質がとれるのです。

Q **ほかに平床が布団より優れている点は？**

A 絨毯《じゅうたん》や畳にはダニがいっぱいいます。絨毯の上に毛布を敷いて寝た場合のダニの数を、仮に2万とすると、畳の上では2000に減る。板の上ではダニは繁殖できないから200に減る。だから、アトピー性皮膚炎や喘息の人は、板の上に寝るのがいいのです。

上掛けは軽くし、裸で板に寝るといい。冬に暖房を入れずに窓を開けて寝られたら合格。室温が下がるからダニは震えあがって退散します。北海道では無理だろうけど、関西以西ならできますな。

それと、板は寝汗をかきにくく体温の逃げも少ない。私の枕と板はちょうど50年たちます。板は全然どうもない。1ヵ月に一度くらい板を上げますけど、畳も全然どうもありません。布団でしたら熱と湿気で畳が腐りますが、板だと腐りません。板の上に寝ると汗もかきません。つまり、水分やビタミンCを失わないということです。

睡眠時間が短くなるというのも、板に寝る大きなメリットです。

昔から、お殿様は贅沢なところで寝ていましたな。たとえば、徳川将軍の多くは短命でしょ。文化生活を求めたら健康になれない。体はゴリラのように頑健で、頭はお釈迦さんのような叡智を持つのが理想です（笑）。体はゴリラだから、裸で土の上に寝るのが一番いいのです。

本当のところ、はげを治すには土の上に寝るといい。土は、特に一酸化炭素などの毒素を吸収するからです。

砂療法いうのもあります。夏に海岸で砂を掘って、その中に頭だけ出して砂をかぶせて寝る。水だけを飲んで少なくとも3時間、できれば8時間。これをやりましたら、いっぺんに疲れがとれます。便通もよくなります。毒素が外に出ますから、砂から出たら、その砂にハエがたくさん来ます。一度やってみてください。それはもう疲れがとれますよ。

Q **金魚運動とは、どういう運動ですか。**

A 金魚運動は背骨のゆがみを正す効果があるので、脊髄神経や自律神経の機能が調整され、左右の神経の平衡を保つために役立ちます。便通も促進され、腸の状態もよくなり、腸に癒着がある人は、これをしっかりやっていくと癒着がとれます。

それから、伸びた腸を縮める作用もあります。だから、便所から出たら金魚運動して、便がたまって伸びていた腸を縮めていくのですな。

効果的に行なうコツは、金魚運動を行なう前に、まず四肢を自由に放り出して全身の力を抜き、完全に弛緩した状態にしてから始めるといいです。

Q **背腹運動とは、どういう運動ですか。**

A 背骨の狂いを治す一番の決め手ですな。平床で寝て前後の狂い、金魚運動で左右の狂いを治す。背腹運動をやると前後も左右も同時に治る。そういう大きなメリットがある。それと、腹の運動をするので、腸と内臓の血液循環が非常によくなります。

その次は、交感神経と副交感神経がピタッとそろうことによって、血液が正常になってくる。

これはね、一生懸命に背骨を左右に振っていると血液は酸性に傾く。つまり、背骨の両側には自律神経のうちの交感神経幹が走っています。ですから、背骨を左右に振っていると、この神経が緊張して体内が酸性に傾くのです。実際、背骨を左右に振ったあとで調べると、尿は酸性に傾いていています。

それと、背腹運動は、背骨が真ん中に来たときにおなかを引っ込ませ、背骨が左右に来たときにおなかをふくらませます。つまり、腹式呼吸のおなかの動きをしながら行ないます。これを行なうと、副交感神経が緊張して血液はアルカリ性に傾きます。

背骨を左右に振って交感神経を緊張させ、おなかの出し入れで副交感神経を緊張させる。つまり、酸、アルカリ、酸、アルカリを繰り返すことで、交感神経と副交感神経のバランスが整い、中性になるわけです。

交感神経と副交感神経がそろうことがもっとも理想的な健康状態です。この自律神経の二つが平衡状態になったときに、自分の想いを強く念じると潜在意識に働きます。悟りのための早道といってもいいですな。そうなると頭が非常によくなります。しかも叡智が生まれてきます。

西式健康法は、最初この背腹運動だけでした。他の運動は後からできたわけです。一番大事な健康法は背腹運動です。5年間きっちりやりましたら生まれ変わったみたいに健康になり、手相も変わって、運命が変わりますよ。

# 金魚運動

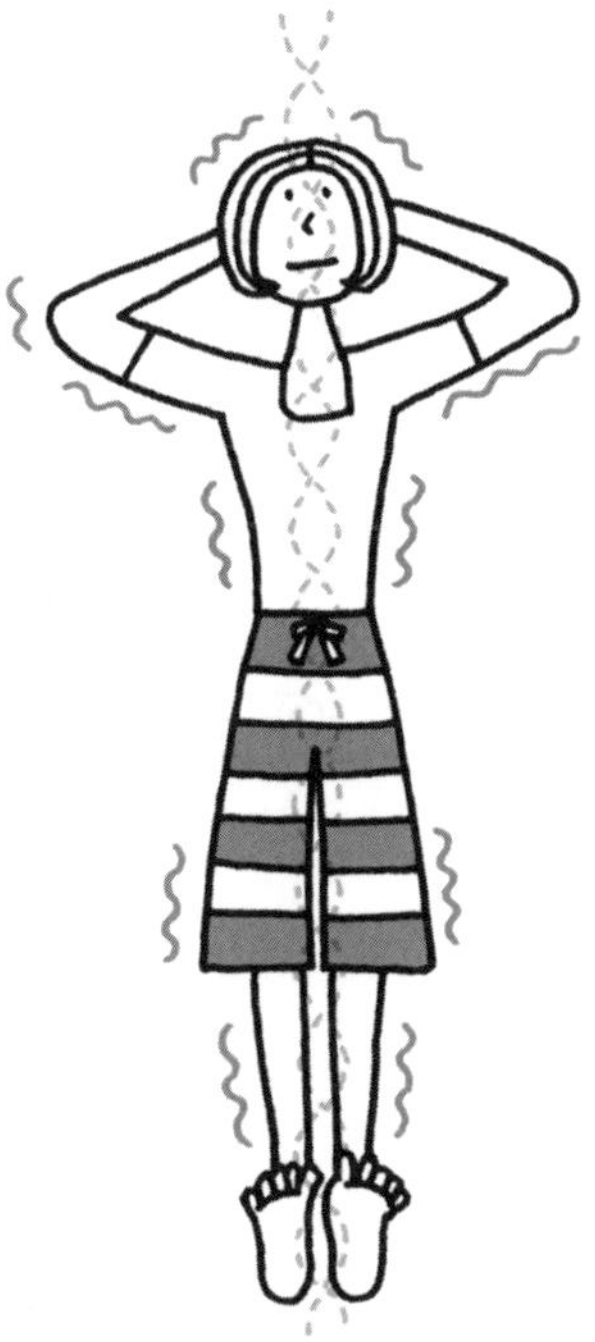

❶平らな床の上に仰向けに寝て、後頭部で両手を組む。
❷足首をできるだけ手前に起こす。
❸魚が泳ぐように「く」の字体に体を左右に、素早くうねらせる。
●1日に2〜3回、1回に2〜5分行なう。

**チェックポイント!**

- 便秘を解消し、背骨の狂いを整える。
- 空腹時と排便後にするのが効果的。
- 手術後の癒着を防ぐことにも効果あり。

# 背腹運動

## 背腹運動（準備運動）

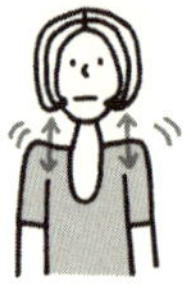

❶両肩を同時に、10回上下させる。

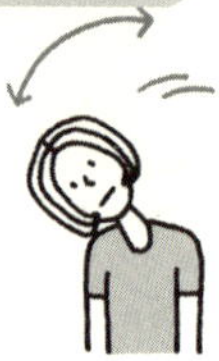

❷頭を右に10回傾ける。

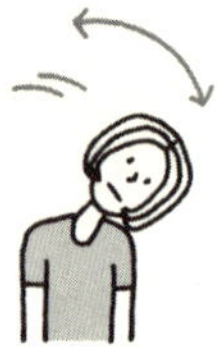

❸頭を左に10回傾ける。

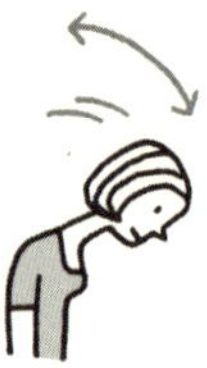

❹頭を前に10回傾ける。

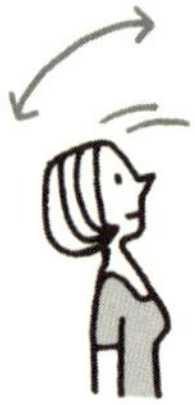

❺顎を引いた状態で頭を後ろに10回傾ける。

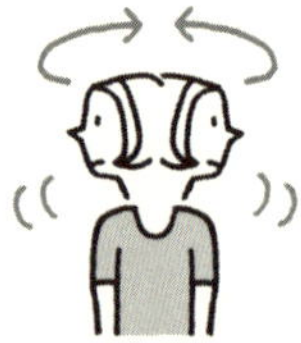

❻すばやく頭を右後ろへ10回、回す。

❼すばやく頭を左後ろへ10回、回す。

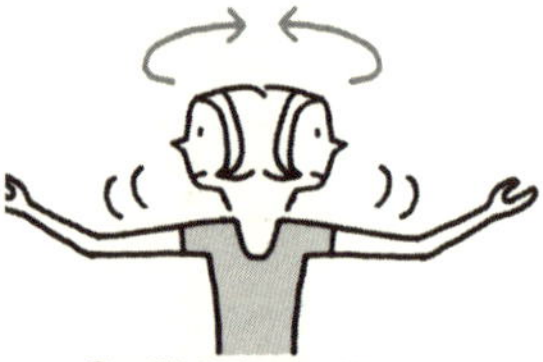

❽両腕を水平に伸ばし、頭を右・左にゆっくり1回ずつ回す。

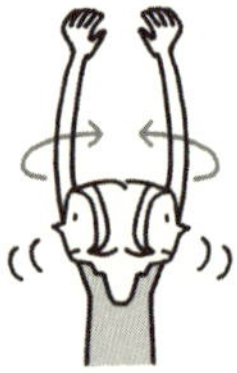

❾両腕を垂直に伸ばし、頭を右・左にゆっくり1回ずつ回す。

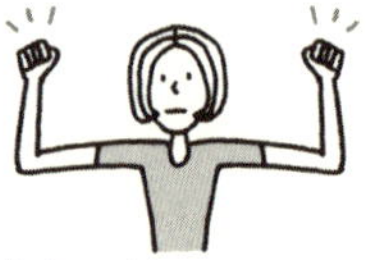

❿親指を深く包み込むように握り、両腕を直角に曲げる。

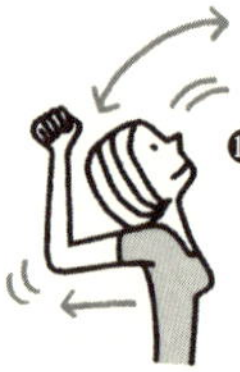

⓫の状態で上腕を水平のまま後ろに引くと同時に、顎を上に突き上げる。

## 背腹運動

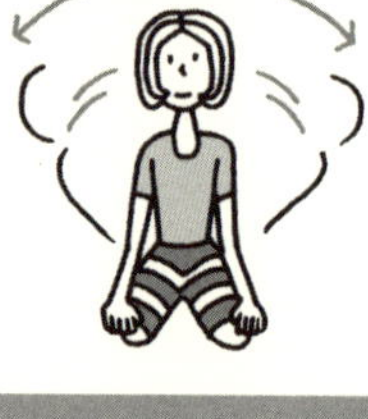

- 1往復を1回として、1分間に50～55回、10分間で500回が標準。

❶正座をし、背筋を真っ直ぐに伸ばした状態で、メトロノームのように左右に振子運動をする。手は、小指側を下にして膝に軽くのせる。

❷体が左右に傾いたときにおなかを押し出し、真ん中にきたときに引っ込める。

- イスに座って行なってもよい。

## 手相を変えて運命を変える

Q　**手相を変えることができるのですか。**

A　普通は手相を見てもらって、「自分の運命は一生変わらない」と思いますが、そうじゃない。悪い手相がいくらでもいい方向に変わります。50年以上西式健康法をやってきて、手相は変えられると確信をもっていえます。

Q　**診察では、患者の手のひらも診ているのですか。**

A　患者さんが診察室に入って来られたら、声、顔色、目を見ますな。そして手を見たら、ハイ診察終わりって（笑）。

患者さんの手で、最初に見るのは手のひらの色です。ピンク色が一番いい。ミカンの食べ過ぎは別ですが、黄色い人は肝臓が弱い。肝臓が弱い人はカボチャやニンジンを食べると手が黄色くなる。そして悲観的ですな。手が赤い人はスタミナがあり過ぎて心臓がいかれ気味。白い人は貧血。少しチアノーゼがかった紫色の人は、心臓、喘息、肺気腫などの病気を疑います。

宿便が多いかどうかも、手のひらを見てパッとわかりますが、本人にはいいません。「この辺に宿便いっぱいあるがな」といったら、そればっかり見てしまう。かえってノイローゼになるから、「あんたちょっと腸が弱いな」ということにしています。

Q　**手相と病気は関係があるのですか。**

A　手相は、猿から人間になり、手を使うようになってできたものですが、同じ線でも、神経の働きが鈍くなると消えたり薄くなったりする。脊髄から出ている神経が十分に働いていないからです。神経は手に来ているだけじゃなしに、いろんな内臓にいっています。手相が完全ということは、関連する臓器も完全に働いているということです。

逆に、手の神経が十分に働かないと手相が貧相になる。首が右に曲がっていると右の神経が圧迫され、右の線が薄くなる。リウマチや脳卒中で手が動かなくなる人も、手相は非常に悪いですな。

一般に手相は、左が過去を右が未来を表すといいます。確かに、右の手相は変わりやすく左は変わりにくい。左の手相は右脳に、右脳は右の宿便に関係すると思っています。

腸の右側に宿便がたまると、右側の血管が膨張する。すると右脳が圧迫され、左の運動神経が麻痺して左の手相が悪くなる。特に右の宿便、つまり右の上行結腸の宿便はとれにくいので、左の手相は変わりにくいということです。

断食して宿便が出たら、手相はいっぺんに変わりますよ。

Q **西式健康法で、それが可能なのですか。**

A 本当に一番いいのは背腹運動です。首や背中の骨の狂いをとるには、木枕と板の上に寝て金魚運動をやり、そして背腹運動をやればいい。背腹運動をやると、背骨が全部バラバラになるので、圧迫されていた神経が働いてくる。こうなると手相がぐっと変わるのですな。
私は肝臓が弱くて手が黄色かった。今はどんなに緑黄色野菜を食べても黄色くなりません。背腹運動で背骨が鳴るようになってから、手相が面白いほど変わっていきました。でも、ここまでくるのに20年かかりましたな。

背腹運動を20分くらいすると、骨が動いてポキ、ポキ、ポキと鳴ります。いま何番の骨が動いているかがすぐわかる。こうなるには7年かかります。でも、骨が動き始めたら、あまりの気持ちよさに朝晩やるようになりますよ。とてもやめられません。

指反らしや指回しはいい健康法ですが、一番の根本は、脊髄から出ている神経が圧迫されていることを治すこと。これを治さなかったら、どんなことをやっても同じですな。

神経の圧迫をとるのが背腹運動です。これを抜きにして手相は変えられません。やっぱり西先生は一番の根本をいっておられると思います。

Q　**「手相を変えれば健康になれる」ということですか。**

A　そうです。しかしそれだけじゃない。手相が変わると人生が変わります。生活習慣だけじゃなしに心の持ち方も変わる。今まで悲観的だった人が非常に明るく楽観的になる。引っ込み思案の人が積極的になる。落ち着きのなかった人が、のんびりどっしりした性格に変わる。気力の足りない人が、少々のことでは動じず、〝なにくそっ〟と頑張れるようになる。新しい運命を切り開いていけるのですな。

これは背骨の狂いが治って、脊髄神経が正しく機能するため、体内のホルモンバランスも変わってくるのでしょう。

自分で運命を変えるか、手相に描かれた通りの人生を送るかです。手相に振り回されたら絶対にいけません。手相を悲観することなんか決してありません。自分の手相は自分で変えることができる。それが西式健康法なのです。

## 万病のもと・足の故障と合掌合蹠

Q　**先生は診察時に、足の故障も診ているとお聞きしましたが。**

A　足が本当に健全な人はめったにいません。100人いたら95人は足の故障があると思っていいほどです。

足の故障には、足先のモルトン氏病、足首のソーレル氏病などがあります。これらの故障が、膝の関節炎や便秘や腎臓病など、万病のもとになっていると西式では考えます。

モルトン氏病とソーレル氏病は、どちらも慢性の炎症で微熱を持っています。だから疲れやすく、すぐにバテてしまいます。

それから、寝て1時間くらいすると体温が上がる。人によったら1〜1・5℃くらい上がる。するとと夜中に汗をかきます。一度、一晩に自分がどれくらい体重が減るか調べたらいい。寝る前に体重をはかる。朝起きておしっこに行く前にまた体重をはかる。体重が減った分だけ汗をかいたわけです。50～100gくらいだったら上出来ですが、だいたい300～500gの汗をかいてるでしょうな。

体温が上がって汗をかくということは、それだけ体内でビタミンCが壊れています。昼間に野菜や果物を食べてとったビタミンCも、夜中にどんどん壊れていきます。朝起きて歯を磨いたら歯茎から出血するとか、リンゴを噛んだら血がつくとか、そういう人は、みんな夜中にビタミンCを壊しているわけです。

ビタミンCをいくらとったらいいかは、その人によってそれぞれ違います。足に故障がある人はいくらとってもダメですな。だから、「足の故障が万病のもと」といわれるわけです。

風邪なんかでもそうです。足に故障のない人はウイルスが入っても風邪をひきません。足に故障のある人が真っ先に風邪をひきます。足に炎症があると感染にも弱い。だから、足に故障のある人がジョギングしたり山登りすると、炎症がひどくなって、必ず扁桃腺《へんとうせん》を腫らします。一般には運動したほうがいいといわれますが、足に故障のある人が運動したら、ますます体を悪くします。腎機能なんかが低下するからですな。だから足の故障を治してから、運動をしないといけないわけです。

Q **足に故障があると、なぜ腎機能が低下するのですか。**

A それにはツルーエタ博士の有名な著書『腎臓の血液循環の研究』がいい参考になります。第二次世界大戦中の1941年に、ロンドンは、ドイツ空軍によって猛爆撃を受けたのですが、それによって多くのビルが破壊され、その壊れたビルの石材やレンガなどの下に長い時間足を挟まれていた人の多くが、不思議と腎臓に故障が起きた。重症者では死亡するというケースもあったそうです。どうしてそうなるのかを実験で明らかにしたのがツルーエタ博士です。どんな実験かというと、ウサギの足を止血器で縛って血流を止めたら、それが腎臓の血液循環にどう影響するかを調べる。結果は、腎皮質の血管はけいれんを起こし、極度の貧血におちいっていた。足の故障が腎機能の低下という悪影響をおよぼすことが、これでわかったわけです。

だから、足の故障があるのに放っておくと、全身倦怠とかの体調不良が起こるのです。

Q **足の故障を自分で見分けるには、どうすればいいのですか。**

A モルトン氏病は、右足にある人と左足にある人があります。どちらの足がモルトンかソーレルか見分けるには、仰向けに寝て、足の傾きを見ます。床からつま先が60度に開くのが正しいのですが、人によって右足が寝て左足が立つ場合がある。寝たほうの足先がモルトン、反対側の足首がソーレルです。ソーレルが起こる側の足が少しだけ短くなっているのですな。

これは、子どものころからの歩き方とか習慣で決まります。たとえば、食卓の周りを回るとき、右回りに回る人と左回りに回る人がある。内側になった足にソーレル氏病が出る。だから、意識的に反対に回る練習をしないといけません。

ほかにも、ズボンを脱ぎ着するときにどちらの足からはくかとか、あぐらをかくときの足の重ね方なんかからも、どっちの足が短いかがすぐわかります。

Q **足に故障があると、全身にどのような影響がありますか。**

A 足の故障は上へ上へとジグザグに連鎖します。西式健康法の本を初めて読んだとき、これは本当にびっくりしました。その本に書いてあったことが、全部自分の症状に当てはまったのです。だから、「こういうことをいい当てる西勝造っていう人は、天才やな」と思ったわけです。

西先生は土木工学の出身ですから、人間の体や健康についても力学的に見ようとしました。たとえば、橋にストレスがかかると、力はジグザグに伝わります。これを「キングポットの法則」といいます。

この橋を縦に起こして人間の体にたとえれば、足にストレスがかかると、それがジグザグに上がってくるという理屈です。右足先にモルトン氏病があると、反対側の足首にソーレル氏病があって、右膝に故障があり、左側の下腹部に炎症が起こる。すると右の肝臓、さらに左の肋間神経痛、右側の結核、左肩が五十肩、右の扁桃腺、それから左に片頭痛という具合です。実際に患者さんを診ていたら、こんなふうになっている人が多いのです。

私は子どものとき、自分では真っすぐ歩いてるつもりなのに、「男の子なのに内股で歩いてる」っていわれました。横になったら左足の向きが60度ではなく、立ってしまう。こういう場合は、大腿骨が股関節にちゃんとはまってないのですな。少し後ろへずれて、内側にねじれています。だから、左の脚が短い。片方の脚が短くなると骨盤も傾くから、体が水平になりません。そうすると具合が悪いので、途中で背骨が曲がって、今度は右肩が下がるのです。

Q **どうすれば治りますか。**

A これらを解消するには、骨盤の中の股関節に入ってる大腿骨のねじれを治さないといけません。それには何がいいかというと、合掌合蹠運動です。これをやりましたら、大腿骨が骨盤の

# 体のチェックポイント

## 左右の脚の長さが不ぞろいだと背骨が曲がり、肩が傾く

仰向けに寝たとき

**外側へ開きにくい足**

股関節がやや後ろにずれ、内側にねじれている（内また）

足首が悪くなりやすい（ソーレル氏病）

仰向けに寝たとき

**外側へ開く足**

股関節がやや前にずれ、外側にねじれている（がにまた）

足指の付け根が悪くなりやすい（モルトン氏病）

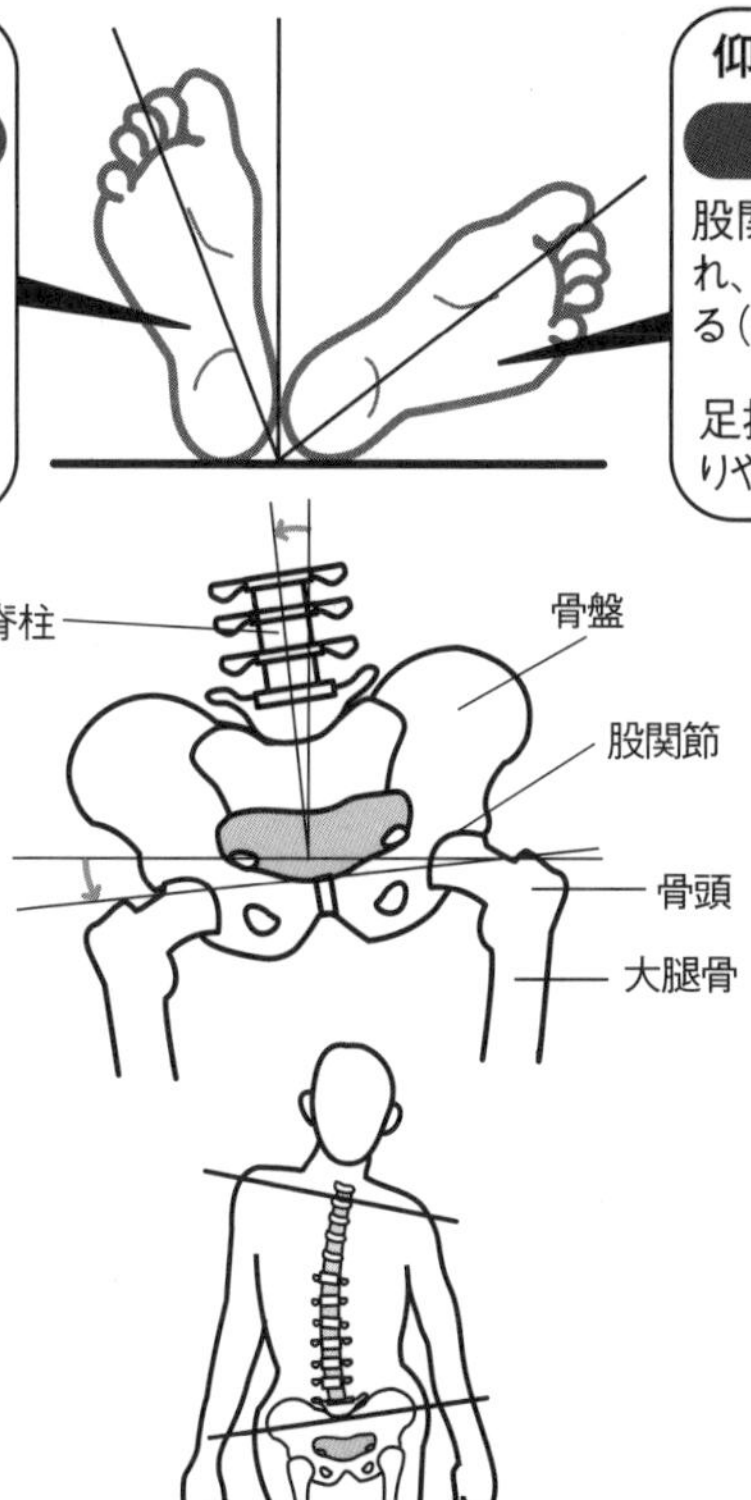


**脚がやや短い**

↓

**肩が上がる**

**脚がやや長い**

↓

**肩が下がる**

**チェックポイント！**

ほとんどの人は、左右の脚がどこか不ぞろい。その原因は股関節にある。一方の脚の股関節が内側にねじれていると、反対側は外側にねじれることが多いという。その結果、左右の脚の長さがそろわず、骨盤が傾く。背骨も傾くが、バランスをとるために背骨を横に曲げる癖がつき、肩も傾く。程度の差こそあれ、こういう姿勢の癖をかかえている人は多い。

正しい位置にはまります。

骨盤の狂いを治す理学療法もあります。整体とか。でも、効果は一時的。西式では、合掌合蹠で根本的に治すわけです。私は、矯正するのに7年かかりました。毎日一生懸命に板の間の上でやると、足が焼けどするくらい熱くなってきます。7年たったら板が掘れていました(笑)。

足の骨が完全にできあがるのは、女性で19歳、男性で21歳といいます。つまり、それまでは足を酷使したらいけません。子どものうちからバレエや水泳なんかを猛練習したら、足首をダメにしてしまいます。

一番大事なのは、赤ん坊をあまり早く歩かせないことです。できるだけ長く這《は》わせる。それを早く歩かそう思って、「這えば立て、立てば歩め」としますな。あんなのがよくありません。

それから、足首に炎症を起こすようなものを食べさせないことが大切です。甘いもの、アルコール、大飯食らい、この三つが足首を悪くする。糖分を過剰にとって、血液中の糖分が高くなると炎症が起きやすい。だから足首が悪いということは、すなわち糖分の過剰ということになります。どうしても欲しいときは、ミネラルなどが豊富な、ハチミツや黒砂糖がいいですな。

## Q 合掌合蹠運動とは、どういう運動ですか。

# 足の故障は万病のもと

## 体の故障はジグザグに起こる

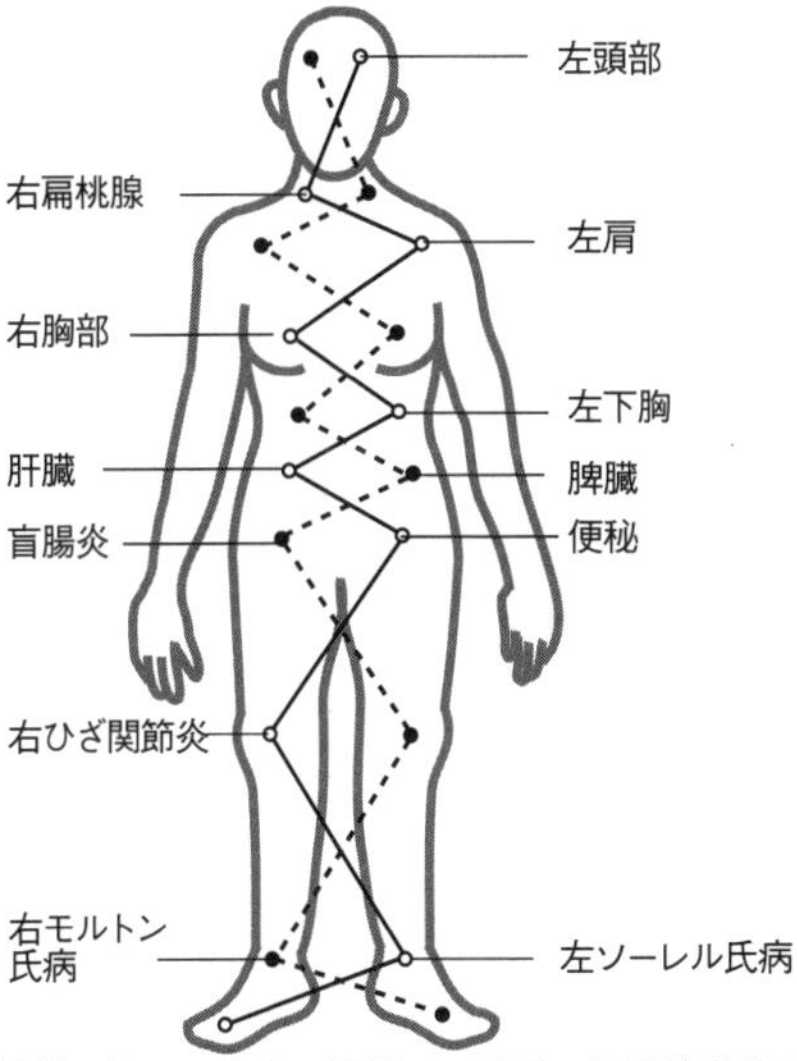


足の故障から連鎖的に起こる全身の不調は、足元からジグザグの経路に沿って生じるといわれる。家の基礎が腐食したときに、そこから生じた歪みが壁のひび割れを起こして伝わるようなもの、と説明されている。

## 足の慢性的な炎症が万病のもと

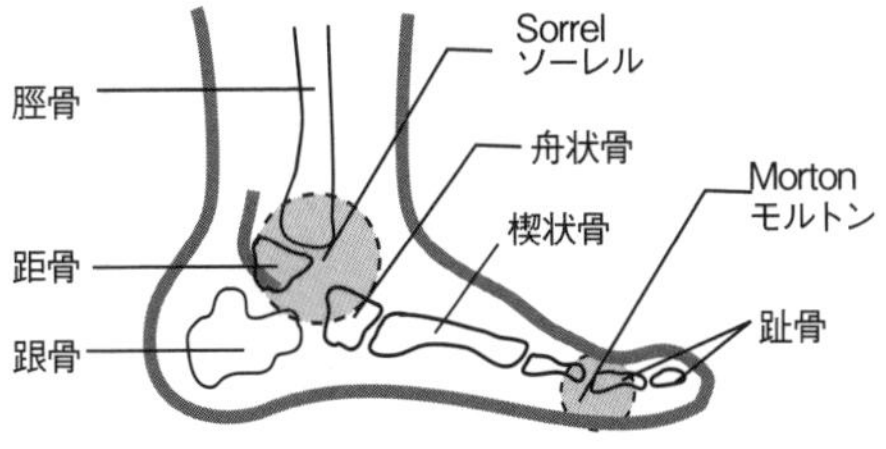


足の骨のすき間に起こる慢性的な炎症が、ソーレル氏病とモルトン氏病。この部位を強く押さえて痛む場合は、炎症が起こっている可能性が高い。毛管運動をすると痛みはさらにはっきりするという。

A　平床に仰向けに寝て、両手と両足の裏を合わせ、手足を前後方向に縮めたり伸ばしたりする運動です。

この運動の一番の効果は、左右の骨盤の狂いが調整されるということです。そして同時に、腰や下肢の左右にある筋肉と血管と神経の働きが整います。

骨盤の狂いは、そこから上の脊椎の狂いをもたらします。ですから、脊椎を正常に保つための運動になるのですな。

Q　**足の故障を起こさないために注意することは？**

A　足腰の筋肉を、左右同じように鍛えることが大事です。

それから靴の問題があります。かかとの高い靴を履く人は必ずのどをやられます。かかとを上げるということは、重心が前にいくということですね。この体勢は、足首に故障を起こしやすい。ですから、素足が一番いい。少なくとも1日に1時間は素足で歩くのがいいのです。それも砂の上がいい。砂の上を歩くと、足の裏の筋肉が微妙に動くからですな。

Q　**足がむくむのも、足の故障と関係がありますか。**

# 毛管運動＋合掌合蹠運動

## 毛管運動

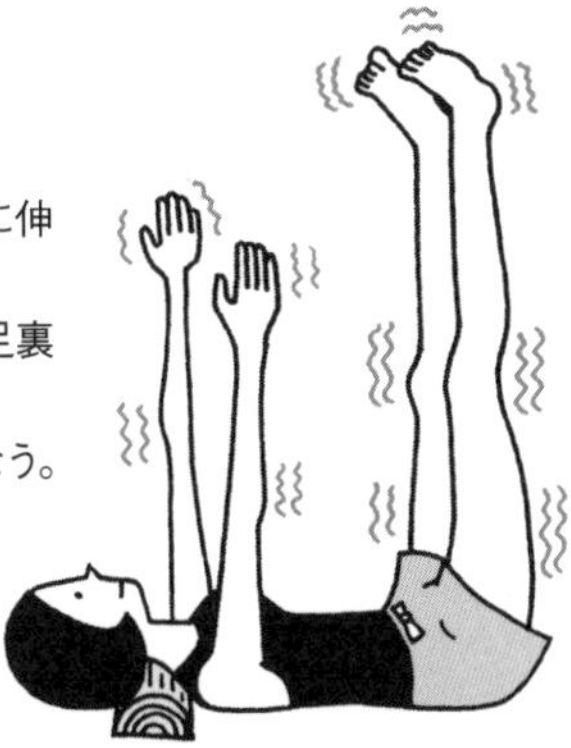

❶手足を体と直角になるように垂直に伸ばし、細かく振動させる。
❷手は肩幅に、足は腰幅に合わせ、足裏は床面と水平になるように。
❸1日に2〜3回、1回に2〜5分行なう。

## 合掌合蹠運動

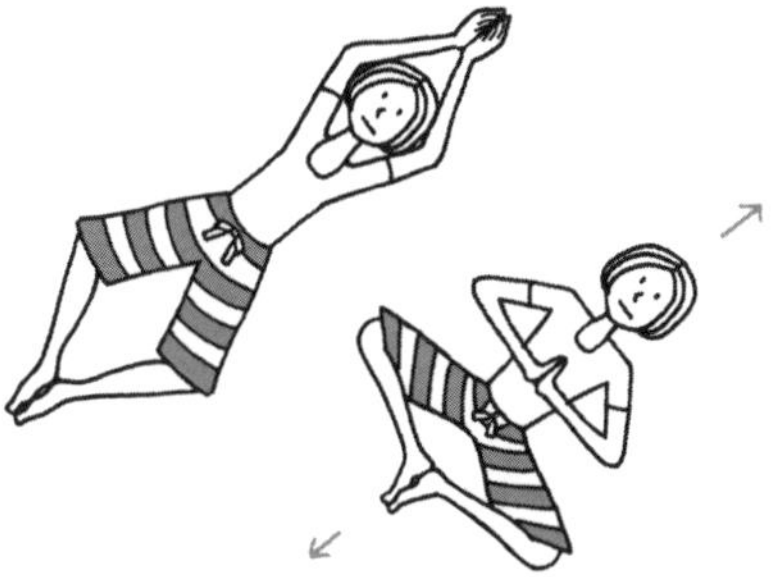

❶仰向けになって両手を胸の上で合掌し、足裏を合わせて、脚を前後に縮めたり伸ばしたりの屈伸をする。それに合わせて手を頭上に往復させ屈伸する。
❷両足の裏をピッタリと合わせた状態で行ない、両足の裏が離れないところまで伸ばし、すばやく引き戻す。
❸終了後、合掌、脚を縮めたまま２〜３分静止する。
● １回につき100回前後屈伸する。

**チェックポイント！**

● 血液循環が特に悪い人は、毛管運動1日10回を目標に。
● 毛管運動は手足をあげた状態を最低でも２分は保つこと。
● 妊婦、子宮筋腫のある人は、合掌合蹠運動１日1000回を目標に。

A　むくみが起こるのは、腎臓が十分に働いていないということ。一番効果的なのは、朝食を抜くことです。

なぜかというと、朝食を食べた人と朝食を抜いた人とでは、おしっこの量が違う。朝食を食べると、血液が胃袋に集まって腎臓のほうが手薄になります。だから、尿をこせなくてむくむ。朝食を抜くと腎臓に血液が集まってきますから、腎臓の働きがよくなって、むくみも取れるわけです。

それに、朝食を抜くと足首の故障も治ります。これも、おしっこがよく出て、むくみが取れるせいです。むくみが取れれば、自然と足の血液循環もよくなるいうことですな。

Q　**静脈炎なども治りますか。**

A　静脈に炎症を起こしている人も多いです。ふくらはぎの後ろをぐっと押してみると、静脈炎のある人は痛みがあるのでわかります。これは、心臓から足に送られた血液が、完全に戻れずにうっ血して炎症を起こしているわけです。これを完全に戻すには、毛管運動と脚絆《きゃはん》療法、それから温冷浴です。

毛管運動というのは、血液循環をよくするのに非常に大きな効果があります。足を心臓より

# 脚絆療法①

## 方法

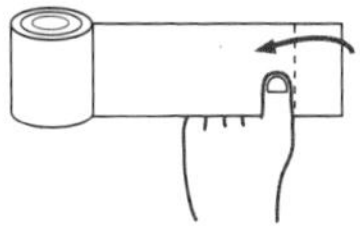

❶布の先を第一趾と第二趾の間にはさみ、点線の部分を指にかぶせるようにして折る。

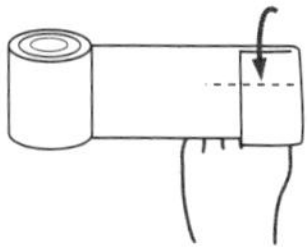

❷上部の布が余っている部分はかぶせ折りに。

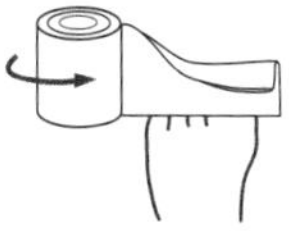

❸親指に巻きつけるように布を右に移動。

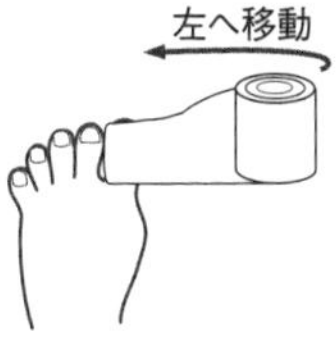


❹今度は左へ移動させ、布を第二趾と第三趾の間にはさみこむように。

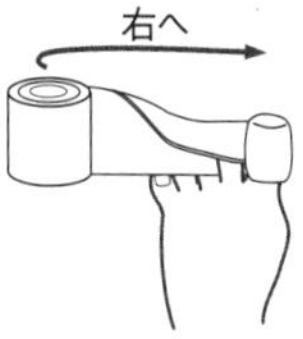


❺上部の余りの部分は❷と同様にして指にかぶせる。

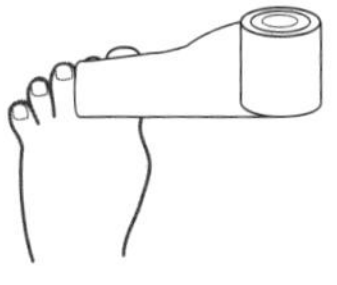

❻布を右に移動させる。❹〜❻と同じ方法で小指まで順に巻いていく。

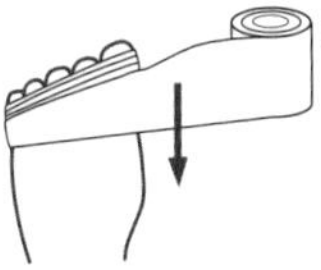

❼矢印の方向に向かって足首まで包帯を巻くようにきちんと巻いていく。特に、趾、足首。

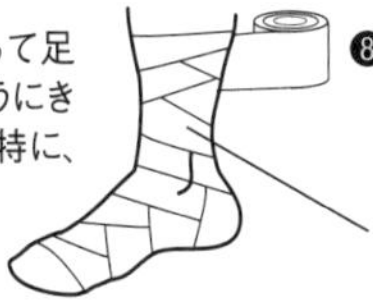


❽足首まで巻けたら、膝上まで同様にして巻く。

❾膝上を巻いたら、多少緩めに巻いて適当なところで止める（先端の組紐で結ぶ）。右足も同様にして内側から外側に巻く。

❿台の上に脚をのせて膝が曲がらないようにし、そのまま２時間おく。

## チェックポイント！

①トイレをすませ、準備運動として毛管運動を２分間行なう。
②上図のように、左の足先から包帯を巻くように巻き上げる。このとき、外から内へと巻き、膝から下の下腿はきつく、膝から上の大腿は緩く巻き、すき間がないように注意して膝の少し上まで巻き上げる。右足も同様に。
③両足を巻き終わったら横になり、足を 30〜50cm の高さの台の上にあげて2時間仰臥。
④終わったら、巻くときとは逆に右足からほどき、毛管運動を１分間。

# 脚絆療法②

## 注意すること

❶脚絆は２時間続けてやらなければ効果が上がりませんが、２時間を限度とします。足が痛んで我慢できないとき、あるいは心臓がドキドキする人は、１日30分ぐらいから始めて徐々に時間を延ばします。
❷前後に必ず毛管運動をすることを忘れないように。
❸一晩中（5時間以上）、包帯を巻いたまま足を水平にして寝てもよいです。

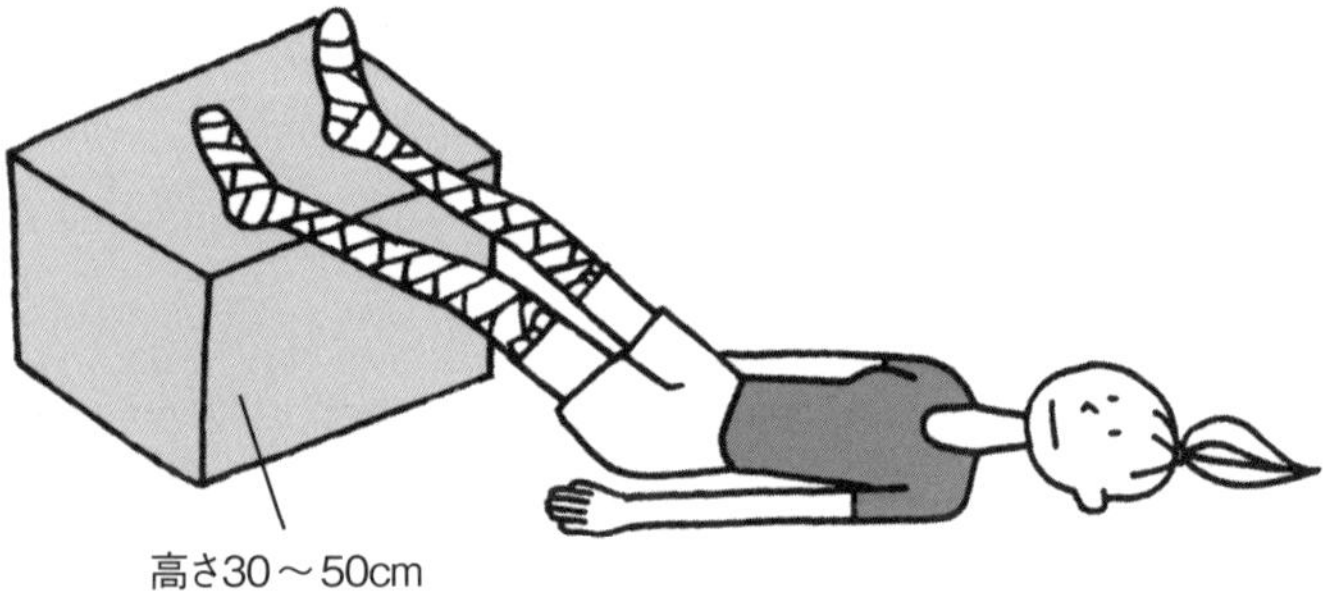


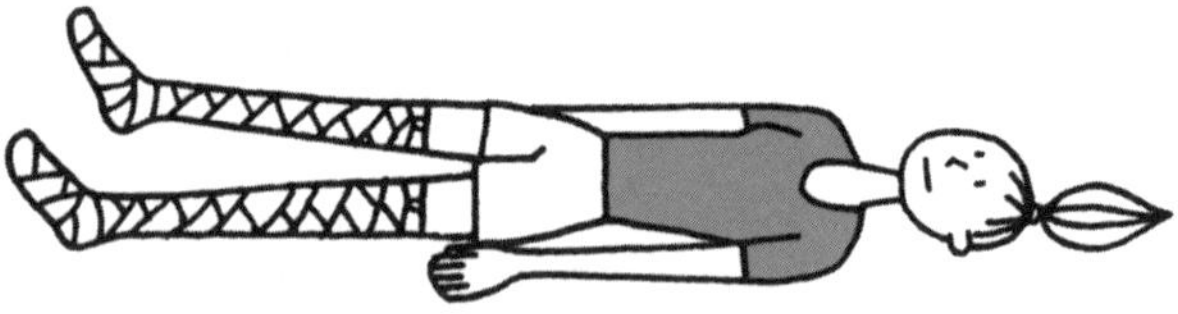

※足を水平にする場合、一晩中巻いておくこともできる

## チェックポイント！

- 実行中に脈が早くなったり、のどが痛む場合がありますが、これは足に炎症がある証拠。心配せずに続けていれば、いずれ炎症は治り、症状は消える。
- ゆるく巻くと効果がないので、痛くない程度にしめつけるくらいにしっかり巻く。

高い位置で振るわけですから、足の末端に滞っている血液が全部心臓に戻ります。それによって疲労も回復するのです。

脚絆療法は、1反のサラシを二つに縦に割ったものの片方を、半分に折って、つま先から太ももまでをきつく巻きつける方法です。それで脚を40㎝ほど高くして、2時間ほど仰向けになる。サラシで締め付けることで、皮膚表面の血管の断面積を狭くするのですな。そうすると血液の流れが速くなり、足に滞ってた血液がすっかり心臓に戻るから、静脈の炎症が治るわけです。

# 疲れが消え去る温冷浴

Q 温冷浴とは、どういうものですか。

A 温冷浴は、西式健康法の中でも特に人気が高いです。水風呂とお湯の風呂に交互に入るもので、まずは水の風呂に1分、次にお湯の風呂に1分と交互に繰り返し、最後に水風呂を1分で締めくくる。水と湯を合計9回程度。つまり9分余りの短時間ですみます。

ただ、水風呂がないとできません。ビニール製で折りたたみ式の水風呂も売られていますが、やっぱり家に風呂を二つ作って、井戸も掘って、井戸水で水風呂ができたら最高です。水道水は、夏はぬるくて物足りないし、冬は冷え過ぎてしんどいですが、井戸でしたら、年中18℃ほどです。孫の代まで喜ばれますよ。

シャワーでやる人もありますが、やっぱり水風呂ですな。気持ちよさが全然違います。

# 温冷浴

**冷浴と温浴を交互にくり返す入浴法。**
**温浴は浴槽で、水浴はシャワーでも可。**

| 1回 | 2回 | 3回 | 4回 | 5回 | 6回 | 7回 | 8回 | 9回 |
|---|---|---|---|---|---|---|---|---|
| 水浴(シャワー) | 温浴 | 水浴(シャワー) | 温浴 | 水浴(シャワー) | 温浴 | 水浴(シャワー) | 温浴 | 水浴(シャワー) |
| 1分 | 1分 | 1分 | 1分 | 1分 | 1分 | 1分 | 1分 | 1分 |

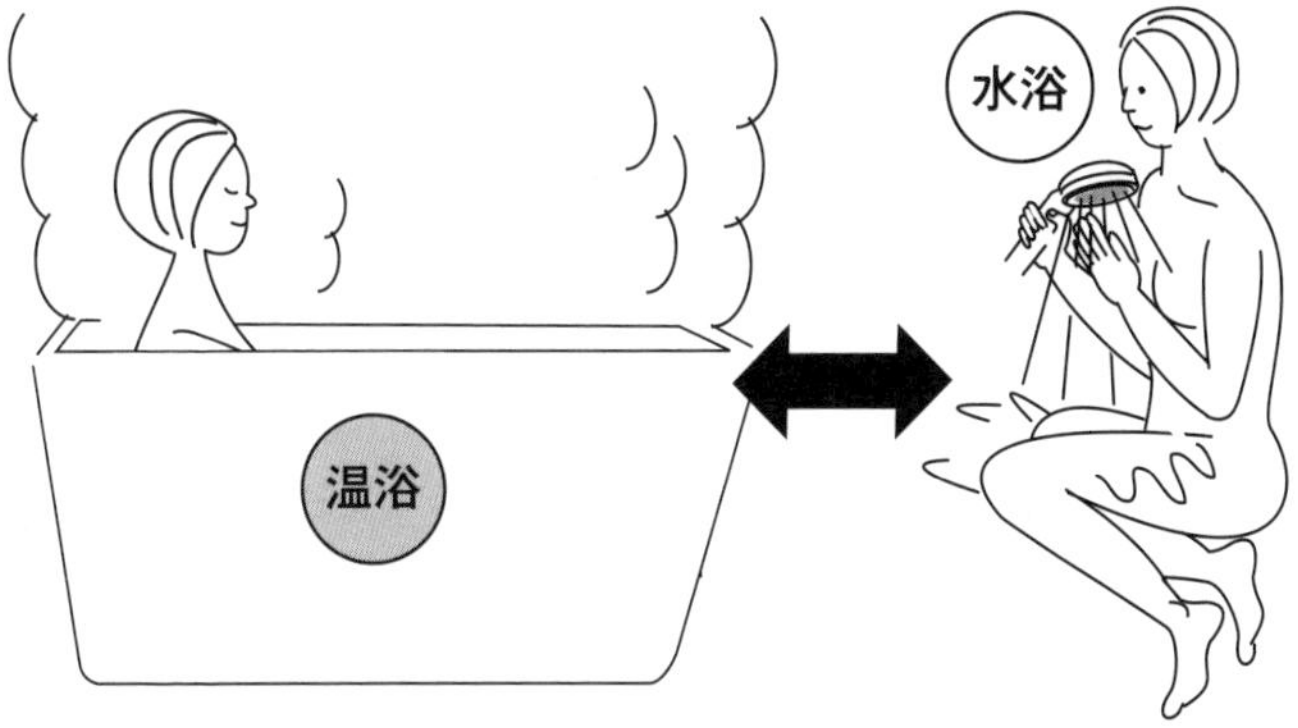


効能　冷え性や自律神経失調症の改善。疲労回復にも効果あり。

## チェックポイント!

- 温浴は41〜43度程度、水浴は14〜15度程度が適温。
- 水浴をシャワーで行なう場合は、足先に3秒、膝下に3秒、ヘソに3秒、左肩に3秒、右肩に3秒、さらにこの左肩・右肩へ3秒ずつを2回くり返す。
- 9回以上でもよいが、必ず水で始めて水で終わるようにする。
- どうしても寒い場合は、8回目の温浴を長くしてもよい。
- 血圧の高い人、心臓の悪い人、虚弱体質の人などは、水は膝から下までから始め、徐々に水に慣れていく。

Q 温冷浴には、どういう効果がありますか。

A 第一に、高血圧の予防になります。温冷浴をやってない人がいきなり水に入ると、血圧がぐっと上がります。「高血圧や心臓の悪い人が水の中に入るのは危ない」といわれるのはこのためです。しかし、いつも温冷浴をやってると、水に入っても血圧が上がりません。

第二は、入浴後に湯冷めをしない、発汗もしないこと。体温が上がらないからビタミンCも壊れないということです。

温冷浴は、温まってから最後に水風呂で冷やすので、毛細血管がグーッと縮んで体温を放散しないのですな。しかし、虚弱体質の人がいきなり温冷浴やると、震えが止まらない人がいます。そんな人は、水、湯、水……とやった最後のお湯を、2～3分に延ばし、最後の水を10秒に短くする。これなら震えがきません。

みなさんは、風呂に長く入ったら疲れがとれると思っていますが、実はかえって疲れます。風呂に30分とか40分入ると、汗とともに塩分が出ていく。そうすると肝臓でブドウ糖をつくる能力が低下するから疲れるのです。だから、必ず甘いものかビールが欲しくなる。その点、温冷浴は汗をかきません。40℃のぬるま湯でも、長いあいだ（30～40分）入っていると、体温が2℃以上も上昇し、血液中の血小板が凝固しやすくなる。だから、入浴で体温を上昇させない工夫をする必要があるわけです。

また、風呂に入って体温が上がるとビタミンCが壊れる。熱い風呂にいつまでもつかっていると、汗をかいてビタミンCを失うから歯がもろくなる。サウナで汗をかいたら、しっかりビタミンCをとらないと総入れ歯になるかもしれません。歯周病の一番の原因は、グローミュー（毛細血管のバイパス）だと思っています。

第三に、肌が非常にきれいになります。皮膚は水の中に入ると縮み、湯の中では伸びる。皮膚の細かい洗濯をやっているようなものです。水の中に入って皮膚がぐっと縮んだときに垢が落ちる。温冷浴を毎日やっていると石鹸が要らなくなるのです。足のかかとが冬でもツルツルになる。しもやけもできなくなりますな。

皮膚を鍛えるには、乾布摩擦や冷水摩擦がいいとされていますが、本当はよくありません。皮膚を傷つけるのですな。アトピーの患者さんには特によくない。それに比べて擦らない温冷浴は、皮膚を鍛える一番合理的な方法です。温冷浴でアトピーもよくなります。

第四に、肌が健康になると記憶力もよくなります。グローミューは、われわれの潜在意識と関係があります。動物性神経（運動・知覚神経）は、毛細血管に75%、グローミューに25%ある。一方、植物性神経、いわゆる自律神経は、毛細血管に25%、グローミューに75%きている。グローミューがいかれると潜在意識が全部ダメになります。

人間の本当の能力は、潜在意識が左右します。氷山でいえば、海上に出ているほんの一角が顕在意識で、海に沈んでる本体が潜在意識。潜在意識が人間の能力を決めます。つまり、グローミューをつくらないといけません。グローミューが衰えている人は能力が低く、記憶力が悪い。西先生はいつも、「1回読んだ本は、2回読む必要はない」とおっしゃっていました。本当に、記憶力も頭もよくなるのですな。

グローミューがあるかないかは、水の中で血圧がどれだけ上がるかでわかりますよ。

第五の効用は、疲労がとれます。やってみればすぐわかります。西式健康法の中で温冷浴が特に人気があるのは、疲労回復効果が高いからです。血液循環がよくなるから、疲労回復が早いのですな。

第六は、体の酸とアルカリが平衡するということ。水の中では交感神経が、湯の中では副交感神経が緊張する。これを交互にやると、交感神経と副交感神経のバランスがとれる。だから、自律神経失調症が治る。特に、喘息のような自律神経のアンバランスで起こる症状にいい。また、温冷浴をするとおしっこがよく出るようになります。それだけ腎臓の働きがよくなるからでしょう。

第七は、風邪をひかなくなります。冬でも薄着でやっていける体になる。冷え性だからといって体を温めても、そのときは冷えないけども、冷え性は治りません。逆に、温冷浴で水に入ったら、そのときは冷えるけれど、冷え性は治るのですな。

## Q グローミューと毛細血管の違いは？

A グローミューとは、血液が毛細血管を通らないで直接小動脈から小静脈へと抜けてしまう血管ということで、動静脈吻合枝《ふんごうし》といいます。この血管は、1707年にフランス人のレアリ・レアリーズが発見したもので、そのフランス人に敬意を表して、西式健康法ではフランス語のグローミューという言い方をしていますが、バイパスとか副血行路、短絡路など、いろいろな呼び名があります。

わかりやすく説明すると、心臓から押し出された血液は、動脈を通って全身の各部へ流れていき、今度は静脈を通って心臓へ戻ってくる。心臓から出た血液は、大動脈からだんだんと細い動脈へ分かれて流れていき、ついには毛細血管という顕微鏡で見なければわからないような細い血管の中を流れるようになります。

この毛細血管を流れている間に、血液は組織との間に酸素を放出して炭酸ガスを取り入れるというガス交換などを行なって、今度は細小静脈のほうへ流れていき、細小静脈からまただんだんと太い静脈へ、さらに大静脈から心臓の右心房へと帰ってくるわけです。

毛細血管と副血行路（グローミュー）の拡大図

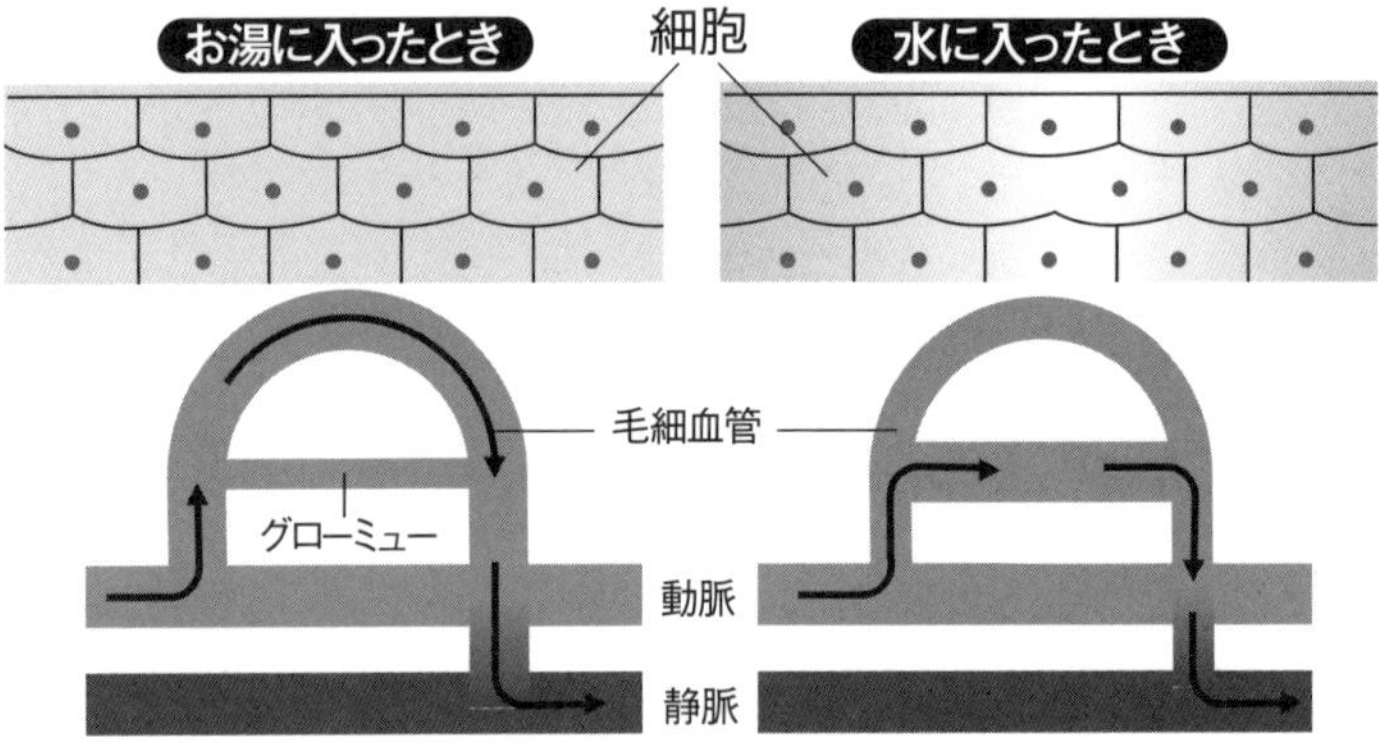


皮膚の毛細血管は体の奥を走る血管（動脈）からループ状に伸びて表皮の直下を走り、再び奥の血管（静脈）へ戻る。湯を浴びると、体内に熱がこもるのを防ぐために毛細血管が広がる。体の奥から流れてきた温かい血液が表皮の直下を通るので、熱が体外に逃げやすい。逆に水を浴びると、毛細血管が細くなり、ループをバイパス状につなぐ弁（グローミュー）が開く。血液は表皮から遠いところを流れるので、熱が逃げにくい。



ところが、細小動脈から毛細血管へ行く手前に、動脈から直接静脈へ抜ける近道の血管がある。それがグローミューなのです。

グローミューは微小であるため、簡単に消滅し、機能不全になってしまいます。白砂糖のとり過ぎや過度な飲食、食べ過ぎなどによって機能不全になってしまいます。

糖尿病になって眼底出血が起こるのも、グローミューがないから毛細血管にコブができ、それが破れて出血するというわけです。温冷浴をやりましたら、皮膚表面に浮いて見える血管が消えます。グローミューができて毛細血管のコブがなくなるからですな。

# 冷え性を根本から治す方法

Q　冷え性の原因は？

A　冷え性の一番の原因は貧血です。血液量が減るから寒さに対する抵抗力が弱まる。野菜では、モロヘイヤを食べて鉄分を補うといい。

二番目の原因は、宿便の停滞による血管運動神経の障害です。宿便がたまると、脳の血管が膨張し、脳が圧迫されて神経中枢の働きが低下する。寒かったら縮み、温かくなったら膨らむという、血管の運動神経の調節がうまくいかなくなるから冷える。こういう理屈です。

宿便と脳の血管の関係は、1937（昭和12）年に慶応義塾大学で解剖学の教授らが実験で確かめました。1026人の死体を解剖しまして、脳にどれくらいの出血があるか調べたら、97・7％に出血があった。その中で死ぬ前に脳に出血があるとわかっていた人は4・7％。つまり、残り93％の人は、自分の脳に出血があることを知らずに死んでいる。脳に出血がなかった2・3％は10歳以下の子どもです。ですから、大人は多少とも、みんな出血していると考えられます。

原因を調べるために、次にウサギの大腸を取り出し、それを紐《ひも》でくくって、わざと腸閉塞を起こさせたのですが、ウサギは知らん顔で食べる。食べるけれども食べたものをみな吐き出す。吐いてはまた食べる。そして死ぬ前にウサギの脳を調べると、腸を縛った側と同じ側の脳の血管が膨張して小出血があった。縛る場所を変えると、そちら側の脳の血管が膨張して出血していた。つまり、腸閉塞を起こすと脳で出血するわけです。

さらに、薬でウサギの腸の動きを止めて、1週間も10日間も便が出ない状態にしたら、やっぱり出血していました。便の詰まった腸の部分に対応する脳の血管が膨張して、出血が起こるのですな。

97・7％もの人の脳に出血があるいうことは、どこかで腸がつまっている。これが宿便の停滞です。

日本では脳卒中で年間14万人が亡くなっています。宿便対策をとったらいいのにと思います。麻痺が残っても、宿便をとったら足が動くようになる例が多いからです。

冷えの三番目の原因は、グローミュー（副血行路）の衰えです。氷水の中に手を入れたら、冷たいから表面の血管は縮む。すると血液は流れなくなる。しかし、脈は止まってない。毛細血管が縮むと、バイパス（グローミュー）が開いて、血液はそこを流れるようになるからです。

これは東京大学の吉利内科で実験しています。氷水を入れたバケツの中に手を入れる。手の温度は下がりますね。ところが、しばらくすると手の温度が上がってくる。バイパスが開いて血液が流れたからです。

また、京都大学の生理学教室では、京都の鴨川で友禅染をさらして洗っている職人二人の足の温度を調べた。職人Aは、川の中に入る前の温度が14・5℃。川に入って17分後には6℃まで下がった。ところが、27分後には16℃に上がった。最初より高くなっている。職人Bの足は、川に入る前が15℃。15分たったら7℃に下がったが、20分後には28℃に上がった。

冷たい水によく入るんで、血管が頻繁に収縮してグローミューが非常に発達する。だから、冷たい水の中でも足はポカポカ温かいのでしょう。

冷え性いうことは、グローミューがダメになっているということです。大食や大甘党や大酒飲み（アルコール）が原因ですな。しもやけになる人は甘党が多いと思います。

どうすればグローミューを鍛えられるか。それには西式の温冷浴です。温冷浴をやりましたら、水の中に入りますから、いや応なしにグローミューが開く。湯に入ったらグローミューが縮んで、また水の中に入ったら開く。西式健康法を長くやっている人は、冬でも足が冷えません。

四番目の原因はグアニジンですな。血液中にはグアニジンという成分があります。血液検査で測定できます。グアニジンが血液中に多いと非常に寒がりになります。たとえば温冷浴の水風呂がつらいと感じる人は、グアニジンが多いと思って間違いないでしょう。

血液中のグアニジンが減ってきたら、温冷浴が平気になります。さらに水風呂がとても気持ちいいと思えるようになったら、グアニジンが平均値より相当に減ったといえますな。

西先生が測ったら、100ccの血液に0・008mgでした。当時の平均値が100ccの血液に0・1〜0・2mgでしたから、西先生は相当な健康体でした。真冬に水風呂に入っても平気です。

グアニジンを少なくするには、朝食抜きの1日2食です。宿便も減りますな。それから水をよく飲む。水を飲むと、グアニジンがアンモニアと尿素に分解されます。水を飲まない人たちの顔色は、どす黒いことが多いです。水を飲まないとグアニジンが増え、寒がりになります。また水を飲まないと便が出ませんから、宿便がたまって余計に冷えるのです。

冷えの五番目の原因は糖尿病です。糖尿病の人は動脈硬化もありますから、血管が狭くなって血液の流れが悪くなっています。だから足が冷える。歩くと痛いから、だんだん歩けなくなる。さらにひどくなると、ちょっとした傷から壊疽《えそ》が始まって、足を切断することにもなります。

糖尿病で詰まってきた血管をどう正常に戻すか。それには断食が効果的です。たとえば、血管の中に脂肪の塊があって血液が流れにくい。断食すると何も食べないから、われわれの体は餌を探さないといけない。そこで、この脂肪の塊を溶かして体のエネルギーにする。だから断食が効果的なのです。これを「マイナス栄養学」と名付けました。

今は、何々を食べると体にいいというプラスの栄養学ばかりですが、食べないことで体の不調を取り除き、病気を治す方法もあります。しかし、重い糖尿病の人に断食は危険です。断食は軽症の間にやります。もし重症の糖尿病でしたら、毛管運動をしっかりやって、グローミューをつくることから始めるのがいいですな。

心筋梗塞になると心臓の血管が詰まるので、手術でバイパスをつくる。でも毛管運動すれば、手術をしないでもバイパスを自力でつくれます。実際、ある心筋梗塞の患者さんが、毛管運動を何十回もやりましたら、3ヵ月したらバイパスができていました。

冷え性の六番目の原因はビタミンEの欠乏です。ビタミンEは血流をよくします。ビタミンEの多い小麦胚芽や玄米、モロヘイヤなどがいいです。モロヘイヤには鉄やビタミンCも非常に多い。鉄と一緒にビタミンCをとると、鉄の吸収が非常によくなる。カルシウムやβカロチン、ビタミン$B_1$や$B_2$も多い。モロヘイヤは冷え性に抜群に効きますな。

甲状腺ホルモンの働きを高める食べ物もお勧めです。甲状腺ホルモンが少なくなると冷える。甲状腺ホルモンを出すには、ヨウ素を補給する。つまり、海藻類を食べる。特に海苔がお勧めです。10月に入ったら春まで毎日、浅草海苔を6～7切れ（約1枚）くらい食べる。防寒着1枚に匹敵するほど体が温まります。昆布だと、とり過ぎの心配がありますが、浅草海苔なら安心して食べられます。

Q **一般には、肉を食べると温まるといわれていますが。**

A 食事誘発性体熱産生（DIT反応）という作用によるものです。しかし、肉は腹の中で腐りやすいから、できるだけ食べないほうがいいでしょう。肉を食べ過ぎると腸内でアミン類が出きますが、このアミン類が腸内細菌叢を乱します。つまり、ウェルシュ菌などの悪玉菌が増えます。腸内細菌叢が乱れると、いろんな病気になります。アトピー性皮膚炎もそうですな。

また、肉の脂肪を分解するのに胆汁酸が出ます。その胆汁酸が大腸に行くと、発ガン物質に変わるわけです。肉食が多いとガンになりやすいというのは、そういうことなのです。

Q **鍋料理なんかは体が温まりますね。**

A そうですな。鍋料理はいいのですが、今度は野菜ばかりの鍋ですと、アルカリに偏ってしまいます。酸とアルカリのバランスが大切です。

糖尿病だからと、健康にいい玄米と野菜を食べ始めた人がいます。確かに血糖値は下がった。ところがガンになりました。なぜかというと、その人は玄米は炊いて、野菜は煮野菜ばかりを食べておられたからです。野菜は炊けば炊くほどアルカリ性になる。偏った食事では、ガンを防げません。

炊いた野菜はアルカリ性でも、生野菜は中性ですな。生きているものは全部が中性です。ですから、玄米を食べるときでも、炊かずに粉にして生で食べるのが一番いい。野菜も、なるべくなら生がよろしい。炊いたご飯や煮野菜ばかり食べる人は、小魚やチリメンジャコとかの酸性食品も一緒に食べるといいでしょう。

西式では、ガンになる人はアルカリ体質だと教えています。目を見て簡単に判別する方法があります。黒目が外側へ寄ってたらアルカリ体質、内側に寄っていたら酸性です。酸性体質の人は脳卒中とか糖尿病を、アルカリ体質の人は喘息や胃潰瘍、それにガンに気をつけたいですな。

## Q 冷え性を根本から治すには？

A やっぱり、生菜食療法です。生野菜を食べて最初の6ヵ月は非常に冷えます。しかし、これを続けていけば冷え性は治る。体を冷やす物を食べると、体の中で反発して、冷えに対する抵抗力が出てきます。

東洋医学の「生野菜は体を冷やす」という常識は、最初の6ヵ月間のことをいっています。これは確かに正しい。けれども、すべてじゃない。生菜食をしばらくやりましたら、本当に元気になります。そりゃもう金輪際、冷えないです。

Q **なぜ生菜食で冷え性が治るのですか。**

A 一つは宿便が出てしまうこと。二つ目はグローミューがしっかりできること。グローミューをつくるには、コラーゲンやカルシウム、ビタミンCもいる。甘い物をたくさん食べると体温が上がって汗をかき、ビタミンCが欠乏し、カルシウムも奪われ、グローミューがつぶれてしまうと西式では教えています。

生菜食といっても、毎朝、生野菜ジュースを飲めばいい。ただ、食事量を減らさないと効果は少ないですよ。

# 風邪における正しい対処法

Q　**風邪をひいたときの対処方法は？**

A　風邪をひいたら熱が出ます。これまでの現代医学は、症状を即「病気」と見てますから、その熱を早く下げるということをやってきました。ところが最近は現代医学でも、「風邪の熱はあまり早く下げたらいけません」という考えに変わってきました。つまり、熱が出ることで免疫力を発揮しているということがわかってきたのですな。

たとえば、風邪をひくと節々が痛くなりますが、これはインターフェロンが出てるからです。つまり、免疫力が出てきたということ。だから節々が痛むときは、「インターフェロンが免疫力をつくってくれているんだな」と思えばいい。そこで痛み止めを飲んだらいけないわけです。

そして、寒気がしてきたら布団かけて寝ますな。ところが西式では逆で、「今は寒気が必要だから、裸になれ」という考え方です。その反対に、熱が出てきた場合は、その熱を下げないようにします。これが西式の「症状即療法」の考え方です。

発熱してからだいたい10時間くらいは、そのまま放っておいたほうがいい。熱が出ると、西式では脚湯法とカラシ湿布をやります。脚湯法で脚を温めると、むしろ熱は1度くらい上がります。で、汗をびっしょりかく。そうすると熱は下がってきます。

というのも、風邪をひくときは、足の血液循環も悪くなっています。つまり、静脈の中の血液が肺に戻ってこない。だから炭酸がたまって、足先のほうは酸性に傾いてるわけです。その酸性の血液を早く肺に戻すために体は熱を上げるのです。熱を上げると脈が速くなるでしょ。足の血液もそれだけ早く肺に戻ってくるということです。

それから、熱が出ると血液中の毒素が早く体の外へ出る。特に汗をびっしょりかくと、汗の中に毒素がいっぱい出て血液がきれいになる。こうなると自然に解熱します。

Q **脚湯法とは、どういうものですか。**

A 体温を上げて発汗させる方法です。まずバケツに湯をくみ、その中に両脚のふくらはぎのところまで入れる。膝から上は毛布または掛け布団をはおって、体温が逃げないようにして20分

# 脚湯法

**脚湯器またはバケツに温水を用意し、仰臥して脚部をふくらはぎのところまで湯につけ、膝から上は毛布または掛け布団でおおい、発汗させる方法。**

このときの温水の温度と時間は、次のとおり。

40℃ 5分間 → 41℃ 5分間 → 42℃ 5分間 → 43℃ 5分間

脚湯の時間を20分とし、40℃から始めて、5分間ずつで1℃ずつ上げていくのである。温水の温度を上げるには、電熱を利用しても、やかんで差し湯をしてもよいが、器内の温度が一様になるように撹拌することを忘れないように。

通算20分間の脚湯が終わったら、よく拭って今度は水につける。これは1回でよいが、次のように冷水の温度によって多少時間を加減する。

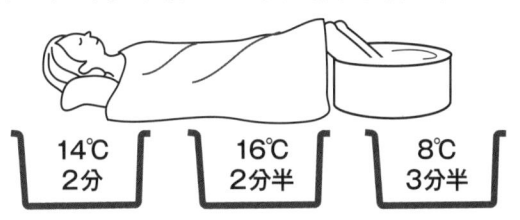

14℃ 2分　16℃ 2分半　8℃ 3分半

冷水が終わったら、水気をよく拭きとって安臥する。

**チェックポイント!**

- 脚湯の生理現象に対する作用は、下肢の血液のアルカリ度を高め、それとともに発汗を促す。だいたい普通の人の場合は20分以内で発汗する。発汗しそうもない人は、15分くらい経ったときに温かい柿の葉茶をチビチビ飲むと、発汗してくる。
- 冬に実行する場合は、部屋の温度を上げ、より発汗を促す。
- 実行後には、発汗のために失われた塩分とビタミンC(柿の葉茶)の補給を忘れずに。

間。カッパを着てやるのもいいですな。熱い柿の葉茶を飲みながらやりましたら、汗をびっしょりかきます。

気をつけないといけないのは、脚湯法をした後は、必ず1分間足を水につけるということ。これを怠ってはいけません。

**Q　カラシ湿布とは、どういうものですか。**

A　カラシ湿布は効果ありますよ。カラシ粉と小麦粉を、お湯でねって泥状にしたものをサラシに塗り、それを胸の上にのせます。これをやると皮膚が真っ赤になります。これは、すなわち肺の血管にあった血液を正面に引っ張る。つまり、うっ血をとるのです。川のよどんだ所にはボウフラがわくけど、流れている所にはわかないってことですな。流水は腐らずです。

風邪の予防には、カラシ湿布を一家そろって1週間続ける。最初の5日間ぐらいは1〜2分間で赤くなるのが、その後は10分間くらいかかるようになる。そしてこれをさらに続けると、3分間くらいで赤くなるようになります。そうなると1年は風邪をひかないといわれています。

カラシ湿布は、熱が38℃を超えたらやったほうがいいです。37℃台なら、ちょっと待ったほうがいい。温冷浴は37℃台だったらやってもかまいません。38℃台になったら、むしろ脚湯法がいい。

熱があるときに温冷浴をすると、水の中がものすごく寒い。しかしその寒さで血管がキューッと収縮して、血液中にいる菌を肝臓や心臓のほうへ送ってくれますから、消毒が早くすむ。だから温冷浴で、軽い風邪なら非常によく治ります。

Q　**40℃以上の高熱になってきた場合でも、カラシ湿布と脚湯法で治せるのですか。**

A　ところが、40℃以上の高熱になってきた場合は症状即療法で片づかなくなります。症状を即病気として処置しないとダメです。これを症状の弁証法的認識といいます。こうなったら解熱剤を使うわけですな。

ただ、解熱剤としてアスピリンなんかを使いますけども、最近そのアスピリンが怖いってことがだんだんわかってきました。子どもに対して不用意に使うと、ライ症候群という副作用が出てくるのです。ひきつけを起こすとか、意識不明になるとか、放っておいたら死ぬ場合もあります。だから、「子どもにはアスピリンを使うな」ということが今や常識になっています。

西式ではね、そういうのは宿便から起こると考えます。宿便をためた子どもは、高熱を出したら危険です。だから、まず浣腸して腹を空っぽにしてやります。完全に便を出したら、ライ症候群にはまずなりません。

Q **加湿器は、風邪の予防に有効ですか。**

A それが違うのですな。子どもは特に湿気を嫌います。加湿器で部屋の湿度を保つと、呼吸が楽になると思ってやっていますが、結局は皮膚呼吸を妨げてしまう。あんまり湿度が高かったら汗も出なくなります。やかんなどを沸騰させて湯気を立てるのは、本当は逆なのです。のどの痛みは軽くなっても、皮膚呼吸が衰えたら、体の中から毒素が出なくなります。

Q **「風邪をひいたら栄養をしっかりとる」ということが常識になっていますが。**

A 栄養をしっかりとるということは、便がたまるということでもあります。風邪をひいたときは、むしろ断食がいい。健康な大人なら、3日間くらい断食すると、免疫力がすぐに高まりますからね、風邪の治りが非常に早いです。

冬になったらすぐに風邪をひく人がいますね。こういう人は、胸腺リンパ性体質といい、非常に虚弱体質です。こういう人は、体液のバランスが崩れています。

健康な人の動脈血が１００、静脈血が１００、リンパ液が１００とすると、胸腺リンパ性体質の人は、動脈血が90、静脈血が90、リンパ液が１２０です。これは栄養のとり過ぎ。肝臓の門脈を通って、腸から吸収される栄養分は1分間に１・５ℓが限度です。それ以上食べてしまうと吸収されない。とり過ぎた栄養は、門脈を通らないで直接胸腺に行ってリンパ液になる。そうしたら、非常に抵抗力の弱いリンパ液になる。だから、ちょっと菌が入っても殺すことができない。

それに、こういう人は静脈管が収縮していません。静脈管をいかにして収縮させるか、これが裸療法です。温冷浴と裸療法をやると、膨張した静脈管が縮んで、そこの血液が全部心臓へ返りますから、非常にきれいな血液になります。そうすると、リンパ液もきれいになるので、抵抗力が出てくるわけですな。

胸腺リンパ性体質の人は、まず裸療法と温冷浴。それから食事を減らさないといけません。できたら断食が一番いいのですけどね。

Q　**なぜ寒くなると風邪をひきやすくなるのでしょうか。**

A　冷えると気管の繊毛運動が鈍ります。繊毛運動は、ウイルスが入ってきたら、どんどん運動して外へ出してしまうベルトコンベアの役割を果たしています。ここが鈍くなるからウイルスを外へ出せない。だから風邪を予防するには、気管を冷やさないようにすることが大切です。それにはまず足を温める。首にマフラーを巻いて冷やさないようにする。繊毛の動きが活発であれば、たとえウイルスが入ってきても、それを外に排除できます。これは現代医学的な予防ですな。

それから、皮膚を鍛えるのに乾布摩擦をやる人がいますが、この方法は皮膚を傷つけます。ドイツのフランクフルト大学のフィッシャー・ワーゲル教授の著書に『ガンと遺伝』という本がありますが、その中に「皮膚をタオルとかブラシなどで摩擦すると、肺ガンを発病しうることがある」とある。だから皮膚を鍛えるといっても、乾布摩擦とか冷水摩擦はよくありません。

Q　**風邪にはビタミンCが有効だといわれていますが？**

A　風邪をひいた場合、組織の中にウイルスが入ってきたら、ＴＮＦ（腫瘍壊死因子）という物質が出て信号を出すわけです。そうすると、血液中の白血球がそこへ集まってウイルスに攻撃を加える。問題は、このときに白血球が活性酸素を出し、この活性酸素でウイルスをやっつけるのですが、そのときに自分の細胞も壊してしまうのです。そうすると、細胞膜に過酸化脂質ができる。そこから膜が壊れてプロストグランジンになり、このプロストグランジンが炎症を起こす。これが現代医学で解明されている風邪の炎症のメカニズムです。

細胞膜をなるべく壊さないようにするためには、抗酸化作用のあるビタミンC、ビタミンE、βカロチンなどを補給すればいい。「風邪をひいたらビタミンCをたくさんとれ」というのはこのことです。

1時間に1gずつ、10時間で10gくらい飲むと、風邪を非常に早く治すことができると、ポーリング博士が勧めています。これがビタミンCの大量療法です。これは一理あります。ですが、西式ではビタミンCの代わりに柿の葉の煮汁を飲みます。柿の葉の煮汁には、だいたい100ccにつき500㎎のビタミンCがありますから、1合飲めば1gとれる。これを1日に5杯飲んだら、5gのビタミンCをとったことになりますね。それで十分です。

ビタミンCは大して効かないという説もありますけど、私は、柿の葉の煮汁とかの地縁のものには、必ず効果があると思っています。

青汁には、ビタミンCもβカロチンもビタミンEも入っています。風邪をひいたときは、なるべく少食にして青汁をしっかり飲んでいればいいのです。その代わり、食事をうんと減らさないといけませんけどね。

Q 風邪薬は使わないほうがいいのですか。

A 総合感冒薬とか解熱剤、鼻水を抑える薬とか、そういう市販薬はね、副作用が怖いですな。だから、症状を早く消そうと考えないで、まず第一におなかの掃除。そして、食事は重湯《おもゆ》か青汁で過ごす。そうしたら自然に回復してきます。あわてる必要はありません。

日本では西式がありますが、中国には漢方がありますし、ヨーロッパにもハーブの民間療法があります。漢方の葛根湯のいいところは、汗が出るということ。発汗すれば風邪は治ります。発汗させるのに葛根湯は非常に便利です。

ハーブにも汗の出るものがあります。そういうものは葛根湯と同じで、適切な治療法といえるでしょう。免疫力を復活させるような作用をハーブは持っていますからね。とにかく、免疫力を高めて、それで発汗を促すようなものであればいいわけです。

そうしたら、サウナはどうかということですが、サウナに入ると体温が上がりますから、ビタミンCが欠乏します。なので、あとで必ず柿の葉茶などでビタミンCをとらないといけません。それをしない人は歯周病になります。

それから、発汗によって失われた塩の補給も忘れずに。サウナのあとは、水分と塩分とビタミンCです。ただし、年配の方は脱水症状で心臓がいかれますから、サウナは危険です。

# カラシ湿布のやり方

**効能** 風邪、気管支炎、肺炎、扁桃腺炎、結核、喘息などの呼吸器疾患

## 用意するもの（1回分）

- 和カラシ 50g
- 湯
- 小麦粉 50g
- 日本手ぬぐいまたはサラシ

## 作り方

**1** 適当な容器に、カラシと小麦粉を入れる。カラシは新しいものがよく、古いもので刺激臭のないものは効果がない。古いカラシには番茶か大根おろしの汁を加えるとよい。

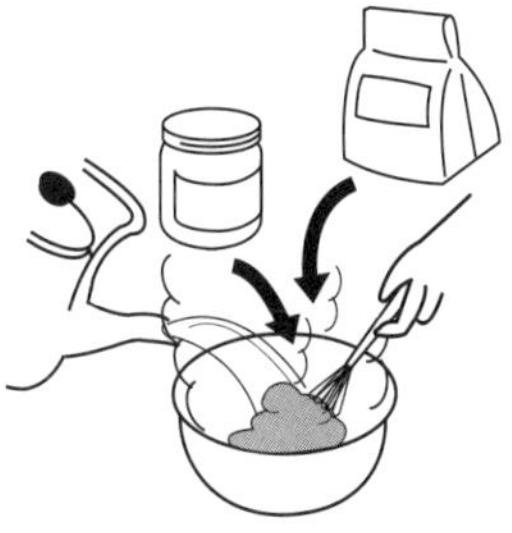

カラシ粉と小麦粉を容器に入れ、70℃程度のお湯を入れてかき混ぜる。最終的に55℃ほどになるようにする。

**カラシと小麦粉の割合**

| | カラシ：小麦粉 |
|---|---|
| 大人 | 1：1 |
| 皮膚の弱い人 | 1：2 |
| 幼児 | 1：4または1：3 |
| 赤ちゃん | 1：6 |

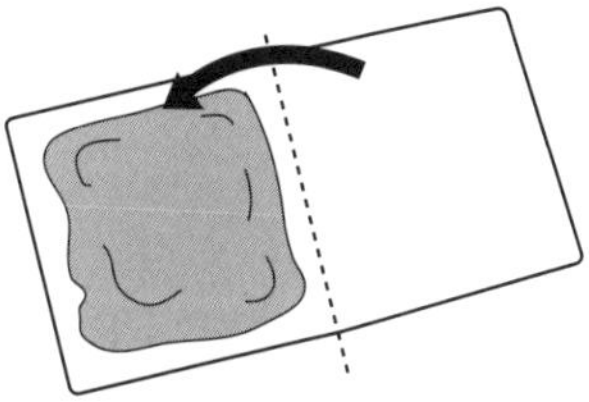

日本手ぬぐいかサラシの上に、上で混ぜたものを塗る。3mm 程度の厚さで均一に伸ばす。塗ったら手ぬぐい（サラシ）を二つ折りにする。

**2** ①にお湯を入れてかき混ぜ、耳たぶくらいの硬さにする。お湯の温度は70℃で入れ、55℃になるとちょうどよい。70℃になれば抗力が減り、100℃や35℃以下では効かない。

**3** 事前に日本手ぬぐいかサラシの上にオリーブ油かごま油を塗る。②を3mm 程度の厚さで塗る。布でカラシ湿布をはさむようにして、皮膚に直接当たらないようにする。皮膚が赤くなるまで行なうが、20 分以上はやらない。胸全体、のど、背中に広く行なうとよい。

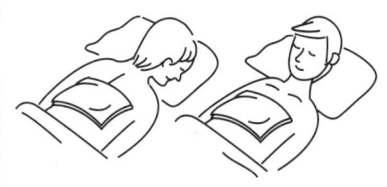

布ではさんだカラシ湿布を、胸または背中にのせる。全面をおおうように大きく湿布するといい。

# 歯周病は全身病

Q **ビタミンCと歯周病は関係があるのですか。**

A 歯周病は全身病です。歯周病があると心筋梗塞などの死に直結する病気になりやすいと、米国で問題視されています。歯周病の人は、そうでない人と比べて心臓病が3倍、早産や流産になる確率が7倍も高いというデータもあります。

これは、ジンジバリス菌などの歯周病が、血液中に入ることが原因といわれています。そのために、プロスタグランディンやインターロイキンといった炎症を起こす成分が増えて、血管に炎症を起こします。それで動脈硬化や子宮の異常収縮などが起こるのですな。

でも、西式健康法をやっていれば、歯周病はすっかり解決できます。西先生が一番自慢にしておられたのが、自分の歯です。70歳過ぎても1本の虫歯もないし、1本の歯も緩まない。一番大きな武器は、柿の葉茶に多く含まれるビタミンCです。

ところが、柿の葉茶をしっかり飲んでいても、朝起きて歯磨きをすると出血するという人がいます。これは夜中に汗をかくからです。そういう人は、寝て1時間半くらいしてからの直腸の温度が上がっています。そして、その原因は足の故障です。

まず足を治さないと、せっかくとったビタミンCが壊れてしまう。足の故障が歯の疾患に影響するというのは、ビタミンCを壊してしまうからなのです。

そういう点では、運動で体温を上げたあとも、しっかりビタミンCを補給しておかないと、せっかく体にいいことをしたつもりでも裏目に出かねません。

西式健康法では、風呂の入り方も、体温を上げない温冷浴ですね。普通の入浴法なら汗をかくでしょ。みんな熱い湯に長時間入って、タオルを頭にのせて鼻歌を歌ったりしていますが、「そんな人は全員総入れ歯になる」と、西先生はいつもおっしゃっていました。

風呂に入ってる間にビタミンCが壊れますからね。だから風呂から出たあとは、しっかり柿の葉茶を飲まなければなりません。

## Q なぜビタミンCが歯周病に効くのですか。

A カギはコラーゲンです。コラーゲンをつくるにはビタミンCが必要なのです。コラーゲンができなければ組織がもろくなる。つまり、歯周病菌が侵入しやすくなるわけです。

それから、甘いものをたくさん食べていると、毛細血管のバイパスであるグローミューが弱ります。すると血液循環がうまくいかなくなって、歯を磨くと出血します。逆に、歯ブラシを使って出血するということは、もうグローミューが弱っているというわけですな。

グローミューを鍛えるために、西式では、背腹運動を1分間に55回の速さでやります。これを15～20分やりましたら、顔が真っ青になります。皮膚表面の毛細血管が縮んでグローミューが開き、表面への血流が減るためです。これを続けたら、虫歯も歯周病も怖くありません。

Q **頸椎の3番と4番も、歯の病気と関係があるのですね。**

A そうです。虫歯を予防するには木枕を当てて、頸椎の3番と4番の狂いを治すことも大切です。パロマという歯医者さんが見つけたのですが、ある人は上の歯だけが虫歯になり、別の人は下ばかりが虫歯になる。よく調べると、頸椎の3番に狂いがある人は上の歯が虫歯になりやすいし、4番に狂いがある人は下の歯が虫歯になりやすいということがわかった。

なぜこんなことが起こるかいうと、頸椎の狂いと虫歯が関係するのは、神経がかかわるからです。神経は歯の根っこまできていて、歯髄には脳と同じくらいたくさん血液がきています。もし、頚椎に狂いがあって神経が働いていないと、歯髄への血流が悪くなる。すると抵抗力が落ちて、虫歯になりやすくなるのです。

Q　**ほかに虫歯の原因になるものは?**

A　唾液の量も問題です。たくさん出る人は虫歯になりにくいですな。健康な人ほど唾液がたくさん出ます。すると口の中がいつも洗われて、細菌の数が減る。年齢によっても変わって、40歳を過ぎると唾液腺が萎縮して、だんだん唾液の量が減ってきます。唾液をたくさん出すには、まずよく噛むこと。それから、酸っぱいものを食べると出やすいですな。

唾液の質も重要です。酸性の唾液の出る人と、アルカリ性の唾液の出る人とがあります。酸性の唾液の出る人は、非常に虫歯になりやすい。pHが5以下くらいまで酸性に傾くと、歯のエナメル質が溶け始めます。砂糖水を飲んだら、pHはどんどん下がって酸性になります。

健康な人は、唾液がpHを上げる働きをする。そうなると、溶けたエナメル質のカルシウムとリン酸が、もう一度そこへ沈着します。これが再石灰化です。いま話題のキシリトールとか、リン酸カルシウム、リカルデントなんかを使うと、再石灰化が進んで虫歯になりにくいというデータもあります。

西先生は遺伝について、「いくら健康法をやっても、親三代の生活習慣が今の自分の歯に関係しているから、一代で強い歯をつくるのは難しい。もしも甲田くんが虫歯のない子孫をつくりたかったら、君も、君の子どもも、完全に西式健康法をやれば、孫からは少々不養生しても虫歯にならないような体質ができる。君一代だけで、完全に虫歯のないような体になるのは無理だよ」とおっしゃっていました。理由はよくわかりませんが(笑)。

虫歯の原因として、忘れてはならないのがストレス。強いストレスがかかると、歯髄の血液量が減ります。すると免疫が低下して、虫歯とか歯周病になりやすくなるのです。

また、『脳内革命』で話題になったβエンドルフィン。この幸福ホルモンの分泌が減ったときも、免疫力が低下して虫歯になりやすい。

腸内細菌も歯の健康に関係してます。エンテロコッカスという菌がつくるメチルチオアデノシン(ＭＴＡ)には、虫歯や歯槽膿漏《しそうのうろう》を起こす原因菌の増殖を抑制する作用があります。だから、腸内細菌を上手に利用すれば虫歯にはなりません。

ハムスターを用いた実験で、砂糖を含んだ甘いエサだけを与えたら、虫歯が急に増えたが、そのエサにＭＴＡも一緒に加えてやると、虫歯発生がゼロになったという報告があります。このＭＴＡは、トマトやジャガイモにもあります。だから、これらをよく噛んで食べると、虫歯予防に役立つわけです。

断食すると、歯が真っ黒になる人があります。お歯黒をやったような歯になる。なぜかというと、断食で腸内細菌叢が変わって、口腔内の細菌叢も変わったからです。つまり、口腔内の細菌バランスをよくするには、腸内をきれいにするのがいいということです。

Q **一般的には、歯の噛み合わせが悪いと体調が悪くなるともいわれていますが。**

A 確かに、頭痛や肩こりなんかが、噛み合わせを治しただけで治ってしまったという話もあります。噛み合わせが狂う大きな原因は、背骨の狂いです。いつも偏った噛み合わせをしていると、頸椎も狂ってしまいます。西式では、木枕を当てて、金魚運動や背腹運動をして背骨を整えます。すると噛み合わせの不具合も治ってきます。

通販で売っている金魚運動マシン、いま大流行ですな。まあ、あれはあれでいいです。ただ、自分で金魚運動をやると、背骨の周囲の小さな筋肉が鍛えられます。でも、機械でいくらやっても筋肉は鍛えられませんね。私は機械は一切使いません。だから、1時間や2時間くらい立っていても姿勢が崩れないのです。

今の若い人はあごが細いです。今から2000年くらい前のわれわれの先祖のあごの骨は、すごく発達しており、あごの面積は広かったので、歯並びが整ってました。ところが、現代人はあごの骨が細く面積が狭いものですから、歯並びが悪くなっています。犬歯が飛び出すのも、あごの面積が狭いからなのです。

小さいときから噛むことを教えないといけません。あごの骨の発達のためには、噛ませることです。

それには食生活も問題になってきます。自然に近い食生活をしている人たちには歯の病気が少ないことからもわかります。野生の猿や熊が歯ブラシを使ってるのは見たことないでしょ(笑)。

Q **歯ブラシを使う必要はないのですか。**

A あんまり磨き過ぎると、再石灰化を妨げることになりますからね。西先生はいつも「そんなに歯を磨いたら、かえってダメだぞ」とおっしゃっていました。

では、どのようにして磨くのがいいかというと、粗塩です。粗塩を指につけて、ガーッと歯ぐきを強くこする。そうしたら、歯周病のある人は血の混じった膿が出ますが、それによって、きれいに引き締まります。そしてビタミンCを補給したら、歯周病がきれいに治り、グラついていた歯も、ちゃんと引き締まります。

もちろん、歯と歯の間にある汚れにはブラシも必要です。でも、磨き過ぎはいけません。それに食物繊維をしっかり食べていたら、そういうものも自然にとれます。胡麻もカルシウムが多いからいいですな。

あとはリンゴでしょうな。リンゴは皮のままかじるのがいい。その点では、農薬のかかっていないものを選ばないといけません。なるべく酸っぱいものがいい。甘いブドウやスイカなんかはいけません。

食物繊維を毎日たくさん噛む人は、歯石も溶けてきます。歯医者さんに行って無理にとらなくとも、自然に少なくしていけばいいのです。

Q **虫歯が痛む場合の対策はありますか。**

A 頚椎の7番を叩くといいです。首を前に倒したとき、後ろに一番出っ張る骨です。ここを1分間に180回くらいの早さで叩きます。できればほっぺたに芋湿布も貼るといい。これは中耳炎や扁桃腺の痛みにも効きますよ。

# ミソ湿布 里芋湿布のつくり方・使い方

## ミソ湿布の作り方

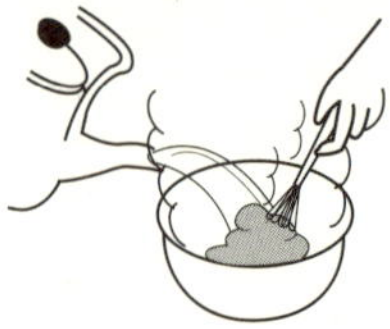

❶茶碗1杯ほどのミソを、少量の熱湯で練る。

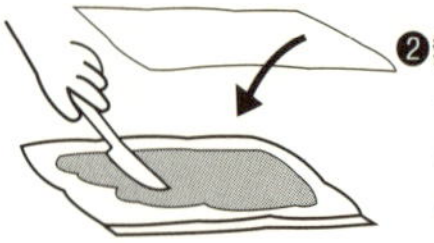

❷熱湯で絞ったタオルや手ぬぐいなどの布に薄く塗り、そのうえにガーゼ1枚を置く。

### 使い方

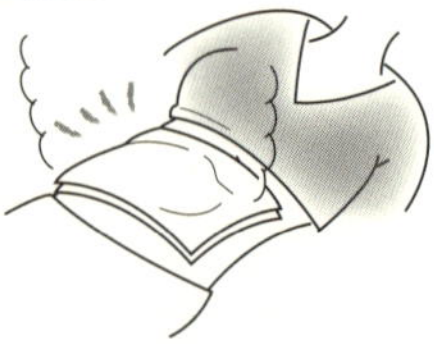

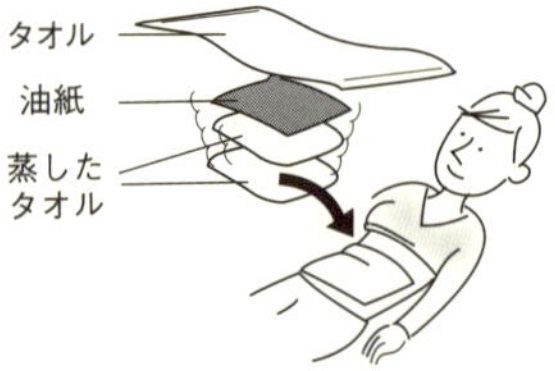


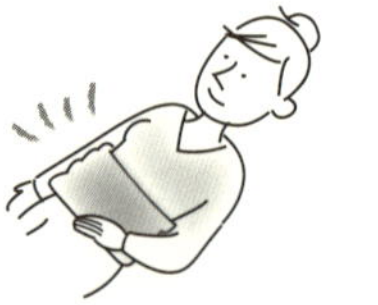

❶ガーゼのほうを下にして、ヘソを中心にして腹部に貼り付ける（その際、ヘソにはミソが入らないように型紙などをヘソの上においておく）。

❷その上に熱く蒸したタオルを2枚当て、その上に油紙、さらにその上にタオルなどをかけて冷えるのを防ぐ。カイロなどで温めると便利。

❸腹帯などでミソ湿布を腹部に装着する。ビニールなどを巻いてこぼれたミソで布団を汚さないように。就寝時にするとよい。

**効能** **便通がよくなる。腹水をとる効果も。**

## 里芋湿布の作り方

❶里芋の皮のついたまま毛が焦げる程度、軽く焼く。
❷皮を剥いてから卸金でおろす。
❸同じ分量の小麦粉をくわえ、さらにその全量の10分の1程度の食塩、ヒネ生姜の皮を剥いて卸したものをよく練り混ぜる。
❹タオルなどに薄く塗りつける。

### 使い方

❶上記のものを地肌に直接、貼り付ける。
❷患部に熱を持ってきたら、3〜4時間ごとに貼り付けるが、熱がなければ半日くらい貼っておいたままでも可。

**効能** **腫れ物、捻挫、筋肉痛などの炎症をとる効果。**

Q　**芋湿布とは、どういうものですか。**

A　患部の炎症をとる効果があります。里芋をおろしたものに、小麦粉、生姜、塩とを混ぜて泥状にする。それを布などに塗って患部に貼る。1回貼ると、4、5時間はもちますが、患部に熱がある場合は、もっと早めに貼り替えないといけません。

# 治療法革命・症状即療法

Q　**西式健康法は、原則的に「症状即療法」という考え方にもとづいているのですか。**

A　そうです。これは非常に重要なことです。なぜなら、これによって病気の治療法は180度異なるからです。

たとえば熱が出たとき、その熱を「療法」、つまり治療に役立つものと考えるなら、冷やさずにむしろ温めたほうがいい。一方、熱を「病気」、つまり体に悪いものと考えるなら、冷やしたり解熱剤を使って熱を下げたほうがいいということになります。

西式健康法は基本的に、「症状は即、療法」と見なします。ですから熱が出たからといって、頭を冷やしたりしません。どうするかというと、脚湯法をやります。すると、20分くらいしたら汗がたくさん出ます。このとき体温はむしろ1℃くらい上がっています。脚にサラシを巻く脚絆療法というのもありますが、これでもやはり熱が上がります。つまり、いずれも発熱療法なのですな。

最近では現代医学でも、「熱は、体に侵入したウイルスなどと戦うために必要だから出る」という考えが、だんだん認められてきました。

**Q 「痛み」の場合ではどうですか。**

**A** たとえば、腰痛で病院に行き、痛み止めの注射を打ってもらったとします。「あー、先生、おかげさんで楽になりました」と喜んでいるけれども、果たしてそれが本当の治療法かということですな。

腰の筋肉が痛むいうことは、筋肉に疲労物質がたまっているということです。少しでも早く運び出さないといけません。そこでわれわれの体はどうするかというと、血管を広げます。そのためにプロスタグランディンという物質ができる。ところが、これができるときは痛みを伴うのです。

現代医学では痛みを「病気」と見なすから、注射でプロスタグランディンの生産を抑えてしまう。すると痛みはとれるけれども、血管が狭くなります。そうすると血液の流れが悪くなって老廃物は流れません。

それだけならまだいいのですが、注射を打つと交感神経が緊張します。そうすると、顆粒球という白血球が増えて活性酸素を放出します。この活性酸素のために腰の組織が障害を受ける。つまり、かえって炎症がひどくなるのです。注射が切れたころには、痛みがもっとひどくなっているわけです。

さらに、全身の血管まで狭くなってしまう。つまり、胃壁の血管も狭くなる。そうなると、胃壁の血液の流れが悪くなって、抵抗力が落ちてきます。そこで、胃潰瘍や十二指腸潰瘍になるというわけです。リウマチの人も痛みをとるために鎮痛剤を使うでしょ。それで胃潰瘍になるのですな。

リウマチ財団が、3ヵ月以上鎮痛剤をのんだ患者1008人を調べたところ、胃潰瘍の人が15・5%、十二指腸潰瘍の人が1・9%です。鎮痛剤を使うということは、かなりの確率で副作用を受けるということです。

ところが、この鎮痛剤、たくさんの人が使っています。頭痛薬なんかも、みんなこの鎮痛剤の一種です。日本で約3000万人は使っていますね。米国では1年間で、1万6500人が鎮痛剤の副作用で死んでいます。このへんをよく考える必要があると思います。

では、西式健康法では腰痛をどうするかというと、「七掛け温冷湿布」というのをやります。

# 七掛け温冷湿布法

**効能** 関節炎、痛風、リウマチ、腰痛、背痛、肋間神経痛、腹痛、その他の局部的痛みなどに効果がある。

温湯、冷水を別々の器に用意し、タオルまたは適当な布を用いて、下の時間割で、患部に湿布を施す。温湿布は火傷をしない程度で熱いほどよい。

## 七掛温冷時間表

＊1分交互となるようにする

温 20分 → 冷 14分 → 温 14分 → 冷 10分 → 温 10分 → 冷 7分 → 温 7分 → 冷 5分 → 温 5分 → 冷 3分30秒 → 温 3分30秒 → 冷 2分30秒 → 温 2分30秒 → 冷 1分40秒 → 温 1分40秒 → 冷 1分 → 温 1分 → 冷 1分 → 温 1分 → 冷 1分

## チェックポイント！

- 年齢及び患者の体質、患部の位置、症状の軽重によっては、20 分、14 分、10 分などの長時間は避けて､5 分または 3 分半よりはじめる場合もある。また、反対に長時間から行なわないと、効果の薄い場合もある。
- 湯傷（やけど）を起こさないために、温湿布は皮膚の上に乾布を 1 枚当ててその上から行ない、冷湿布は皮膚に直接当てること。
- 布を使わずに 2 つの氷嚢にそれぞれ湯と水（中に氷を入れる）を入れて用いるのもよい。

まず患部を10分間温めて血管を広げ、老廃物をどんどん運び出す。その次は7分間冷やす。冷やせば痛みがとれます。今度は7分間温める。次に5分間冷やしてから5分間温める。そのあと3分半冷やしてから3分半温め、そして2分半冷やす。こんなふうにだんだん時間を短くしていって、最後は1分ずつでいい。要は局部的温冷浴です。これはさっぱりしますよ。

Q　**アトピーの湿疹も「療法」ですか。**

A　アトピーというのは、体に泥棒が入って来ているのです。その泥棒を捕まえるために警官を増やす。これが免疫の抗体です。泥棒と警官が取っ組み合いをするために、ガラスが割れる、机が壊れる、椅子がひっくり返る、これが湿疹ですな。だから湿疹が出たら、泥棒を捕まえるために取っ組み合いが起こって泥棒が排除されたということ。むしろ喜ぶべきことなのです。

ところが、これを病気と見るから、薬を塗って症状を抑える。つまり、警官の数を減らしてしまうのです。すると取っ組み合いは起こらないけれど、入ってきた泥棒はそのまま残ります。そうするとわれわれの体は、今まで皮膚から出していた泥棒を腎臓から出さなければならなくなる。すると、リンパ球が腎臓で、泥棒に活性酸素をぶっ放すわけです。それによって腎臓がやられて、むくみやすい体になるわけ。アトピーの患者さんは、10人のうち8人まで、むくみやすいですな。

しかも、この警官を抑える塗り薬には、ステロイド剤（副腎皮質ホルモン）が入っていることが多い。これを使うと、酸化コレステロールができる。5年、10年、20年と使っている間、酸化コレステロールは免疫を抑制しています。つまり、ガンになりやすいということです。

さらに、酸化コレステロールはステロイド皮膚炎も引き起こす。現代医学者は、こんな薬をなぜ使っているのかということです。それはね、やはり湿疹を、「病気」と見ているからですよ。

私が、アトピー性皮膚炎の症状も「療法」であることを知ったのは、断食療法からです。今から30年ほど前、ある青年がアトピーで入院してきました。顔と首に湿疹がありましたが、手足はきれいでした。ところが、断食療法（水だけの断食）に入ったところ、3日目ころから、腕にも脚にも湿疹が出てきた。そこで私は「これは断食の反応だから、喜びなさい」といったわけです。

ところが7日たっても10日たっても、だんだんひどくなってくるのです。しまいには、頭のてっぺんから足先までズルズルになりました。だけどね、11日目を過ぎたころからだんだんときれいになって、18日目には完全に消えてしまいました。

今にして思えば、あの青年、よく辛抱してくれました。後で説明しますけど、今はもうこんな過激なやり方はやっていません。

Q **「下痢」の場合はどうですか。**

A これも「病気」とみると下痢止めを使いますね。ところが、下痢止めを使ったらやっぱり病気が治りにくい。

これが問題になったのが、1996年に大流行したO‐157です。単なる食中毒と思って、医者は下痢止めを使った。ところが、下痢を止めたために病気の治りが遅れました。それはそうでしょう。腹の中の毒を一刻も早く出すために下痢をしているのに、それを止めたら体の中で毒が滞ってしまう。下痢のときは「療法」と思って、水をどんどん飲んだらいいのです。

Q **「喘息」の場合はどうですか。**

A 喘息の患者さんに断食療法をやってわかったことは、喘息の原因は宿便ということです。腸の動きが悪いから、宿便がたまってガスが下へ抜けない。これを出そうとして副交感神経が過緊張してしまう。すると気管が狭くなって空気の流れが悪くなり、呼吸が辛くなる。これが喘息の発作です。

喘息を治すには宿便をとらないといけません。それには断食療法が一番です。ところが、断食中は副交感神経が刺激されるので、喘息の発作が出やすくなります。とはいえ、断食をやって宿便が出て、腸の動きが活発になれば、喘息はきれいに治ります。

それを、発作を止めるために交感神経を刺激する薬を使うでしょ。確かに発作は止まります。ところが腸の動きも止まって、宿便はそのままで、結局は治らない。ここが問題ですな。

**Q 血圧が高いのも「療法」ですか。**

A そうです。つまりこれは、脳の血流量を増やすためなのです。

われわれの血管は、動脈硬化が進んで狭くなると血流が悪くなります。体の中で一番血液が必要なのは脳ですから、脳への血液の流れをよくするために血圧が上がってきます。必要だから上がるわけです。

ところが、みんな血圧を下げる薬を使います。降圧剤は、いったん飲みだすと一生飲まないといけません。しかし、降圧剤を飲んでる間は、脳への血流量は減っているわけです。

Q 病気の症状すべてを「療法」と考えて、喜んで出せばいいわけですか。

A ここで問題なのは、いくら「症状は療法だから喜べ」といっても、喘息の発作を喜べるか、ということです。

たとえば断食をすると、ムカムカして吐いたり、頭が痛くなったりする人がいます。喘息の人でしたら発作が起こることもある。こういうのは「好転反応」といって、体がいいほうに行き始めたサイン。つまり、基本的には喜ぶべき症状です。

ですけど、治療法としては、症状をもろに出させてしまうのは、やっぱり下手くそなやり方です。断食の場合でしたら、入る前の準備がまずかったということです。断食の1週間前に、好きなだけ食べてたりすると、こういうことが起こる。ところが、断食10日前くらいから、玄米をクリーム状にして少量食べる少食をきちっとやっていると、断食に入ったとき、反応が非常に少なくてすみます。

好転反応も吐き気くらいならまだいいが、胃潰瘍があるのに断食すると、血を吐くこともあります。だから事前に検査をして、潰瘍のあるなしを確かめる必要があります。断食療法も、科学的に安全で、確実に効果が上がる方法でやらなければいけません。

好転反応のことを、東洋医学では古くから「瞑眩《めんげん》」といいます。『尚書』という古代の中国の本に、「若し薬瞑眩せざれば、その病、即ち瘉えず」とあります。孔子伝には「薬を服し、瞑眩極まって、其の薬、即ち除かる」。西洋でも、17世紀の英国人医師、トーマス・シデナムは、「病気とは、有毒な素因を排除するために、自然が採用する方法である」といっています。これは名言ですな。本当の名医は、「症状即療法」をよく心得て、その症状を極めて弱く出させながら治すものです。

もう一つ、西式には「症状の弁証法的認識」というういい方があります。これの意味は、「原則的に、『症状即療法』だけれども、ある時点までくると、症状は質的に転換して『症状即疾患』になる」ということ。つまり、症状には二面性があるのです。ある段階を超えると、症状を「療法」として見ては危険で、「病気」と考えて処置しなければならんということです。たとえば、41℃の熱が出たとする。これを「療法」と見て放っておいたら、熱で脳がいかれてしまう。こういう場合は、やはり解熱剤を用いてでも熱を下げないと危ない。熱が40℃超したら、もう喜んだらいけません。

こういうときに西式では何をやるかというと、まず洗腸して、おなかを空っぽにします。便がたまったままでは、意識の障害や痙攣が起こります。スイマグ（水酸化マグネシウム）を飲ませます。腸を動かすためにね。そして、できれば味噌湿布をする。こうして、おなかの中をきれいにすれば、高熱でも大丈夫。その後は、脚湯法をすれば熱は下がってきます。

Q **味噌湿布とは、どういうものですか。**

A 温めた味噌で湿布をつくり、腹に貼って約4時間するのですが、腸がよく動くようになります。便秘が解消するのですな。これをやった人はみんないいます。腹水なんかもとれてきます（126ページ参照）。

# 便秘とは何なのか？

Q　便秘とは、どういう状態のことをいうのですか。

A　現代医学の便秘の考え方と、西式の便秘の考え方は、まるで違います。
現代医学では、2日か3日に1回しか便通がなくても、症状が何も出なかったら便秘とはいいません。

一方、西式健康法では、便通は食事の回数だけあるという考え方。なぜかというと、胃の中にものが入ったら、反射的に大腸が収縮して便を出す「胃大腸反射」というものがあるからです。猿とか熊とか哺乳動物は、食べたあとにすぐ排便します。人間でも、胃大腸反射が正しくある人は、食べたらすぐに便所へ行きますね。これが本当の姿。だから西式では、1日に1回くらいの便では、もうすでに便秘というわけです。

ただ、現代医学者は、「朝飯を抜いたら便が出ない」といっていますが、そうじゃない。朝起きて水をグーッと飲んだら、それだけで胃大腸反射が起こり、10分くらいで便意が出てきます。

便の臭いや出方の見解も違います。まず第一に、いい便は臭いがあまりないということです。臭いがするような便は、もうそれだけで腹の中の異常を物語っています。つまり、腸内細菌叢が悪いということですね。たとえば、ウェルシュ菌。この菌が増えると便は悪臭がします。それから、肉食をすると、インドールやスカトール、フェノールなどが増えて便は悪臭になります。菜食になると、便のにおいはグッと減ります。

次に便の出方ですが、1日に3回出ても、全然スカッと出ないという人がいるのですね。これは大きな問題です。西式では、便がスカッと出ない患者さんには、とても気をつけます。

脳卒中も心筋梗塞も、ほとんどは便秘が引き金となって起こると考えられます。これらは、腸内の腐敗便が大きな原因です。だから、脳卒中なんかになったら、なにより先に洗腸して便を出させるのです。

## Q 便秘にも種類があると聞きますが。

A　医学的な分野では、急性便秘と慢性便秘があります。急性便秘は、旅行などで寝床が変わって便が出なくなるもの。それから食べ物が急に変わったとか、脱水を伴う過激な運動をしたのに、水を飲まなかった場合とかです。

慢性便秘には、器質性の便秘と機能性の便秘があります。器質性便秘というのは、直腸ガンとかで腸の癒着が起こって通りが悪くなる、または子宮ガンや膀胱《ぼうこう》ガンができて腸を圧迫するようなもの。要するに、背後に病気があるわけです。これは健康法で解決できるというレベルではありません。

一方、悩んでいる人が多いのが機能性便秘。これには二つあって、一つは痙攣《けいれん》性の便秘。もう一つは麻痺《まひ》性と弛緩《しかん》性の便秘。痙攣性の便秘は、腹がキューッと痛んで便が出ない。これは自律神経失調症の一つの症状です。副交感神経が強まって、交感神経が麻痺している状態です。こんな場合、西式では背腹運動と金魚運動をしっかりやる。それから裸療法と温冷浴をやって自律神経を整える。背腹運動を20～30分間やりましたら、この痙攣がとれてしまいます。

背骨は33個並んでいます。健康な人は、背腹運動を10分もやりましたら、この33個の並びが全部整います。しかし実際はね、10年も20年も並びがゆがんだままでいると、あちこちに癒着ができている。骨の形も変わってしまっています。そうすると、背骨の両側の筋肉とか腱が硬くなって、10分くらいでは動きません。スカッとするのに20分はかかります。だから背腹運動は最初のうち、20分は覚悟しなければなりません。1分間に30～35回くらいでいい。慣れてきたら徐々に増やしたほうがいいが、慣れるまでは自分で一番気持ちがいい速度でかまいません。1年やって、1分間に50回の速度になってきたら、背腹運動のあと、便が、それはもう気持ちよく出ます。そうなったら、もうやめられません。笑いが止まらないほど爽快ですな。

次に麻痺性と弛緩性の便秘ですが、これは腸麻痺が原因です。背後にあるのは宿便です。

宿便とは「胃腸の処理能力を超えて食べたために腸内で停滞する内容物」のこと。高速道路が渋滞して、流れが悪くなった車のようなものです。これがたまってくると、腸が伸びて垂れ下がり、風船玉みたいに膨らんできます。そうすると腸の動きが鈍くなってくる。この場合も、やはり自律神経が狂っていますから、背腹運動が効きます。

あとは、腹巻きなどをしないこと。特に冬になると、腹巻きをしたりカイロを入れたりしますけど、かえって腸の動きが鈍る。だからヘソを出して寝る。寝巻きを着る場合は、おなかところだけをくり抜く。もっと極端なことをいえば、掛け布団もおなかの部分だけくり抜いてしまう。要は寝冷えをすること。下痢したら、もっと水を飲んで下痢をさせて、また水を飲む。それですっかり便を出したら、今度はヘソを出して寝ても下痢しません。こうなるのに約半年かかりますな。

便秘のときにおなかを温めると、一時的には治りますが、それに慣れてしまったら腸麻痺が起こります。そういうときは、湯と水のタオルを交互に1分間ずつおなかにのせると、腸の動きが活発になってくる。ところが湯ばっかりをのせると、初めは動くけれども、だんだん動かなくなるのです。

普通の人が困るのは、旅行に行ったときや、ストレスが強いときに急に便秘症になること。最初にいった急性便秘です。だから旅先には少し下剤をもっていくといい。下剤で一番いいのは、西先生がつくられたスイマグです。スイマグは、錠剤よりコロイド状のものがいい。錠剤というのは代用品で、あれを毎日使ったらいけません。

スイマグを飲んでも、その日のうちに便通がないのは、スイマグを飲んだあとに水を飲まないからです。10ccのスイマグを飲んだら、水を3合ぐらい飲まないと便は出ない。水を飲めば、朝にスイマグ飲んだら夕方には便が出ます。それでも出ない人は、腸の動きが鈍い。つまり腸麻痺です。

ビタミンCをだいたい6g以上使うと、便が軟らかくなります。10gになると、バーッと下痢するようになる。しかし、下剤に使うにはもったいない。普通は1日2~3g。それからビタミンEと一緒にとらないといけません。Cだけじゃダメですよ。

大黄などの漢方薬も効きますが、蓚酸が多い。長いあいだ使っているうちに、体の中で蓚酸とカルシウムが結びついて、腎臓結石を起こします。漢方薬は一時的にはいいけども、長いあいだ使ってはいけません。

たくさん食べなくても腸の動きが鈍ることもあります。一つは睡眠不足。次に心配事。それから運動不足。寝たきりの人はやはり便秘です。注意しないといけないのは、「絶対安静、命危うし」ということ。つまり、「絶対安静」といわれても、絶対に安静にしてはいけません。足だけでも動かすと便は出ます。「手足の動きは、腹腸の養いなり」。これは中国の『塩鉄論』という本の中にある言葉です。

Q **食物繊維の不足も、便秘の原因といわれていますが。**

A そうです。玄米食べろとか、野菜を400g食べろとか、よくいわれてますね。ただ、繊維が多い食品でも注意が必要です。たとえば柿です。柿を食べ過ぎると腸が詰まる。たくさん食べるとガスは発生するが便は出ないので、腹が痛くなるのです。だから、食物繊維さえ食べていたら便が出ると思ったら大間違い。なつめ、プルーンでもこれが起こりますな。10個以上のプルーンを、7日も食べ続けたら必ずやられます。

Q **寒天などの食物繊維やヨーグルトを食べるようになってから、便通がよくなったという話も**

聞きますが。

A　比較的に腸麻痺の少ない人の場合は、食物繊維で便の量が増えますが、問題は、食物繊維をとって便がよく出たあとは、非常に腹がへります。腹がへったら「食欲が出てきた」といって、たくさん食べるわけですな。それでまた宿便をためてしまいます。そのうちだんだんと腸が伸びて動きが鈍くなる。こんなことをいくらやっても、少食になれなかったら、本当の意味で便秘は治りません。

Q　**便秘を完全に治す方法は？**

A　それはやっぱり断食です。断食をやって宿便をとってしまうのがもっとも早いですね。それができない場合は、生菜食をやる。生菜食でも長く続けたら完全に便が出てしまいます。

ただ、断食をすると胃の中が空っぽになり、腸への刺激がなくなって、一時的に便が出にくくなることがあります。私も初めての断食のときは、1ヵ月間便が出ませんでした。そこで考えたのが、すまし汁断食、もしくはリンゴ断食。リンゴ断食は1回1個半のリンゴを、1日2回、すりおろしてハチミツをかけて食べる。これはおいしいです。リンゴはカリウムが多いから、ナトリウムを排泄してしまいます。だから、ちょっと塩を入れるといい。

水もたくさん飲む。1日に、できたら2ℓくらいは飲むようにすればいい。私は1日に4升から5升の水を、5ヵ月間続けて飲んでみたことがありますが、そのときは「便て、こんなに出るものか」と、ビックリするほど出ましたよ。

ところで、最初に胃大腸反射の話をしましたけれども、体の反射は他にもあります。それが、おなかの大掃除をするための、モチリンという消化管ホルモンによる反射。これは空腹にならないと起きません。だから、便秘解消には腹がへってから食べる。モチリンが十分に出るまで食事はとらない。起きてから2〜3時間は何も食べないで、腹がへってグーッと鳴ったら、モチリンが出ている証拠。それから入れるというのが正しい食べ方ですな。

## 治療法としての断食
## 健康法としての断食

**Q　断食について教えてください。**

**A**　断食については、まず動物の断食から話したほうがいいでしょう。

動物はみな、体の調子が悪くなると食を絶ちます。うちの黒猫の話ですがね、いつも非常に元気なのに、あるとき急に餌を食べなくなりました。好物を持っていっても食べない。どうしたものかと思っていた3日目に、お尻からウワッと膿が出ました。で、その膿の中に空気銃の弾が入っていました。誰かが空気銃で撃ったのですね。それで化膿して食欲不振になったけれど、食を断って3日目に膿が出たら、また元気に食べだしました。

動物の断食を研究すると非常に面白いです。九州大学医学部心療内科の久保千春先生が、マウスの断食を実験したところ、Tリンパ球の数が増えたと報告しておられます。それから、断食したマウスの胸腺《きょうせん》や副腎の目方が、大食させた群のマウスより重くなる。断食によって免疫力がアップしたということですな。

また、断食で寿命が延びることもわかっています。マウスに4日間の断食を2週間ごとに繰り返すと、平均寿命は大食漢が47・9週だったけれど、断食群は64週だった。断食を繰り返すと寿命が延びるのですな。

地球上に生命が誕生してから38億年余りの間に環境の激変があって、私たちはそれに順応してきました。その中で、「食事を絶つと生命力が復活する」という情報を遺伝子にインプットしてきたのです。だから、「体調が悪くなったら食事を絶つ」という情報が組み込まれている。犬でも猿でも猫でも、動物は皆それに従っています。

ところが、人間はそれに従わない。「食事を絶ったら衰弱する」という考え方が先に立っている。人間が断食のよさを知るのは、むしろ別の方法。つまり、宗教です。精神修行を目的に断食をしているうちに、病気が治るという貴重な体験をする。すると今度は、病気を治すために断食しようかと思うわけです。

宗教上の断食は、仏教でもキリスト教でも古くから行なわれています。中でも有名なのがイスラム教のラマダンです。ラマダンは、毎年9月にだいたい4週間行なわれます。「太陽が昇ってから日没までは、飲食物を口にしない」という半日断食です。ただし、夜になったら、いくら食べたり飲んだりしてもいい。つまりは夜のまとめ食いです。

このラマダンで、ＨＤＬ（善玉）コレステロール値が高くなるという報告があります。だから、３食よりもむしろ１食のほうがいいのです。私もずっと１日１食でやっていますから、ＨＤＬコレステロール値はかなり高いですよ。しかも、１日１食のまとめ食いは、３食を食べるよりずっと量が少なくてすむ。どんなに食べても、せいぜい１５００キロカロリーまでですな。

断食中、血液中のＡＣＴＨというコルチゾールが増えます。抗ストレスホルモンの一つで、ストレスが和らぐ。それから、快楽物質と呼ばれるβエンドルフィンが脳内に増えてきます。『脳内革命』で有名な春山茂雄先生が、βエンドルフィンをたくさん出せば、われわれは非常に幸福感を得られ、快適に生活できるといっておられますね。断食すると、このβエンドルフィンが増えることがわかってきたのです。

過敏性腸症候群の患者さんには、大脳ドーパミン作動系神経の低下した人が多いのですが、断食すると正常化することもわかっています。

また、断食中に血中のケトン体が上昇して、これが脳細胞を刺激し、脳波にα波が増える。α波が増えると恍惚感を感じたり、精神安定効果があります。断食をやって悟りを開くというのはこのことです。これが断食で精神修行ができるという根拠ですな。

さらには、断食すると副腎や脳下垂体が鍛えられて、ストレスに強い体になります。だから寒さにも強くなるし、ケガにも強くなる。しかし、なにより強調したいのは、老廃物が完全に体外に出ることと、自己融解が起こることです。

β-BHCという農薬がありましてね。今から約35年も前のことですが、これをたくさん使って問題になっていました。どうしたらこの農薬を体外に出すことができるか。β-BHCは有機塩素剤ですから、体内に入るとダイオキシンのように脂肪組織に入ってしまう。すると、これが5年も10年もずっと沈着します。半減期が7年ですから、体外に出るのに10~15年はかかるわけです。

そこで、「飢えて老廃物（宿便）が出るんだったら、農薬も排泄されるんじゃないか」と。神戸大学の公衆衛生学の喜多村教授に、断食でβ-BHCが排泄されるか調べてもらいました。断食前、中、後の3回、血液と尿を持って行きました。調べてみたら、断食中にβ-BHCが尿中にドッと出てくることがわかった。これが自己融解です。

人間は断食すれば、農薬もダイオキシンも体外に出ていく。健康法として一日断食を行なうことは、体にとって非常にいいということですね。1週間に1日の断食を繰り返せば、1年でかなりの有害物質を体外に排泄できます。一日断食をやれば、公害問題も解決できるということですな。

50歳を過ぎると、血管の内壁に脂肪がいっぱいついて、血液の流れが悪くなります。これが高血圧の大きな原因です。脳の中に血液が行かないものだから、血圧を上げて血流をよくしようとする。血圧が上がったってことは、脳の血管に脂肪がたまって狭くなっている証拠です。この脂肪の塊を溶かすのが断食です。断食すると、脂肪の塊がエネルギーに変わりますからね。

米国での調査ですが、降圧剤を使った人と使わない人との平均寿命を調べたところ、薬を使った人のほうが短いことがわかりました。初めの3年は降圧剤を使った人のほうが元気です。ところが、5年たったら使った人も使わない人も死亡率はトントン。7年以上たつと、薬を使った人のほうが死亡率は高くなります。

これはなぜかというと、血圧を薬で無理に下げるために脳内の血流が減って、脳の働きが悪くなり、結局、寿命も縮まるのでしょう。

ここで問題なのは、薬というものが本当にわれわれのプラスになっているのかということです。いま日本では約3000万人の方が高血圧です。そのうち60％の人が降圧剤を飲んでいます。果たして、薬で皆さんが幸せになっているのか。こんなことをいったら、現代医学者に叩かれてしまうかもしれませんけれどね。

断食で自己融解が起こることを知っていれば、薬は必要ない。私はこれからは自然医学のほうに軍配が上がってくると思います。なるべく薬を使わないで、根本の原因を取り去る医療ができたら、現代医学は負けます。あと20年もしたら、500年間に及ぶ西洋医学の考え方にとって代わって、東洋医学的な考え方が、本当に認められるようになると思います。

このまま放っておいたら、日本の健康保険制度は必ずパンクです。薬を使わないで、自然医学で病気を治すのが一番賢い。われわれのやっている断食とか少食とか、これからがいよいよ出番です。予防も治療も、薬を使わないでやれる方法を考えないといけません。そうしたら、もう断食ですな。まず健康法としての断食、そして治療法としての断食です。

深刻な病気で悩んでいる人は、どんなにつらい断食でも死にもの狂いで頑張ろうと思うでしょう。けれど、健康のために断食しようと思うとたいへんです。まして、断食しておなかの贅肉をとりたいと考えている人たちが、断食中に頭痛がしたりしたら、これはつらいものです。こういうときは、私はいったん断食を打ち切る。で、いっぺん食べさせます。そしてスイマグなんかを飲ましながら、宿便をあらかた出して、もういっぺん断食をやってもらう。こうすると断食が楽にできます。私は今、長期間の断食はさせません。せいぜい3日とか5日くらいです。それを何べんも繰り返します。

昔は「長い断食がいい」と思っていましたから、2週間、3週間、場合によっては5週間も水しか飲まないこともありました。あんなことよくやったと思います（笑）。断食は確かに体にいいけど、あんまり長いのは危険を伴うから好ましくありません。

一日断食くらいがちょうどいいです。それも無理だったら、朝食抜きの半日断食でいい。1

ヵ月に1回か2回くらい一日断食をやっていれば、それで上々です。3年、5年と続けていくうちに、高血圧もアレルギーもリウマチも慢性肝炎もよくなって、おまけにスマートになって、胃も腸も非常に調子がよくなります。効を焦らないで、3年とか5年のペースで、気長にずーっとやっていくのがいいでしょう。

# 日本人の3分の1が高血圧

Q **高血圧症は、どんな病気ですか。**

A 高血圧の種類は、本態性高血圧が一番多くて、全体の約95%。残りの5%は二次性高血圧といって、腎臓病や甲状腺機能亢進症、心臓病といった病気のために血圧が上がってくる場合です。しかし、これはどちらかというと例外。患者さんの大半は、本態性高血圧です。けれど、実はその原因がよくわかっていない。
　日本ではだいたい成人の3分の1が高血圧になります。70歳以上では70%。今は高齢者が多いですから、高血圧が多くなるのも無理のないことです。

Q **血圧は、どれくらいがいいのですか。**

**A** 西式が問題にするのは、最高血圧と最低血圧の比。11対7が一番いいとしています。つまり、上が１１０で下が70というのがベストです。ですから、たとえ最高血圧が１２５で数値的にはそう高くなくても、下が１１０でしたら非常に危険と見る。これだと比が11対7どころか、11対10に近い。すごく高いでしょ。

逆に、高血圧の人で、最高血圧が２００で最低血圧が１２０だとしますね。この比を保っていたら、今は緊急状態じゃないということです。しかし、血圧が高いと、この比がパッと崩れることがありますから、最高血圧はなるべく１３０以下、最低血圧は70前後に収まるのが安全です。

ところで、11対8以上が悪いのなら、11対6以下はどうか。この場合は、ガンになりやすくなります。抵抗力がないので、風邪なんかもひきやすい。こんな場合も、やっぱり11対7に近づけていかないといけません。

私の血圧は、上が１１０で下が70です。昔は年齢プラス90が最高血圧。つまり、70歳としたら、最高血圧は１６０が正常ってことでした。今からもう30年も前の説です。しかし今は、たとえ80歳90歳でも、上が１６０だったら高血圧です。

## Q 高血圧症の治療法は？

A 現代医学で使う高血圧の治療薬は、たくさん種類があります。まずナトリウム排泄を促進するもの。利尿剤ですな。その次は、交感神経を抑えるもの。交感神経が緊張すると、アドレナリンとかノルアドレナリンとか出てきます。すると、血管が収縮して血圧が上がるわけです。ですから、興奮して怒ったりすると血圧が上がる。そんなときに脳卒中を起こしやすくなります。血圧の高い人があまり怒ったらいけないというのは、このことです。

さらに、アンギオテンシンの機能を抑制する薬とか、カルシウム拮抗薬とか、いろいろなものが使われています。ときにはストレスを解消するため、精神安定剤を使う場合もあります。ストレスが強いと血圧が上がりますからね。

それから、運動療法もある。肥満になると血圧が上がるから、「歩け、歩け」といわれますな。

**Q 肥満になったら、なぜ血圧が上がるのですか。**

A それには二つの要因があります。まず、肥満になると体内でインスリンの効きが悪くなります。インスリンの抵抗性が高まるわけです。すると、細胞がブドウ糖をエネルギーとして取り込みづらくなるので、膵臓からもっとインスリンを出せということになり、やがて高インスリン血症になる。こうなると交感神経が緊張します。だから高血圧になるわけです。

もう一つは、腎臓でおしっこを漉しますが、おしっこにする前に尿細管でいろいろな成分を再吸収します。リサイクルするわけです。そのときにナトリウムも一緒に再吸収する。ところが、高インスリン血症になると、ナトリウムの再吸収が非常に高まって、血液中のナトリウムが増えるのです。それで血圧が上がる。糖尿病の人には、高血圧がかなりの割合でいると考えていいです。

ですから、血圧を下げるには、まず痩せなければなりません。それには食事を減らす。次に、どんどん歩いてエネルギーを使う。また、スイカやメロン、リンゴといったカリウムの多い野菜や果物をとって、ナトリウムを体外に排泄する。それが現代医学の運動と食事療法ですな。

Q　**西式健康法での高血圧症の治療法は？**

A　西式ではどうするかという話ですが。エドガー・ヘインズ氏が創案した「寒冷昇圧テスト」をやると、将来高血圧になるかならないか、だいたい判定できます。小学校5、6年の子どもに寒冷昇圧テストをやって、異常が出たら、「あんたは大きくなったら高血圧症になる恐れがあるよ」「あんたは正常だから、まあ大丈夫だろう」という振り分けもできます。

ここで問題なのは、寒冷昇圧テストで異常になった人が、どうしたら高血圧にならないですむかということ。その方法の一つが温冷浴です。「冷たい水に入ったら血圧が上がる」。これは現代医学の通説です。「水の中に入ったら、ときには40～50も血圧が上がるので、50歳を過ぎたら水風呂とか冷水摩擦は危険」といわれています。

ところが、1988年に大阪府立大学で、本当に血圧が上がるかどうかを実験しました。今まで温冷浴をやったことのない12人と、温冷浴を3ヵ月～10年間やっている8人の合計20人で行ないました。結果、温冷浴をまったくやっていない人は、水に入るとやはり血圧が上がる。ところが、温冷浴をずっとやっている人は、水に入っても血圧が上がりませんでした。

つまり、子どものときに寒冷昇圧テストをやって異常があり、将来高血圧になる恐れがあるとなったら、温冷浴をやるといいのです。温冷浴を1年やって、もう一度テストしてみたら、面白いと思いますよ。1年間やった結果、水風呂に入っても血圧が上がらなくなったら、温冷浴は高血圧の予防として使えるということになりますな。

Q **血圧を下げるにはどうしたらいいのですか。**

A 西式健康法では、毛管運動や裸療法、温冷浴などの方法を使っています。

まず毛管運動。仰向けになって手足を上にあげ、細かく振動させる。1回5分、1日3回くらい。これをやっているときは、手足の先の毛細血管が縮みます。そうすると、血液は毛細血管を通れない。そこでグローミューというバイパス経路が開いて、血液はそっちを流れる。グローミューを血液が通っているときは、毛細血管の周りの細胞は血液をもらえないので栄養がこない。つまり、毛管運動をしているときは、細胞は断食をしていることになります。

水風呂も同じです。体温を逃がさないように皮膚表面近くの毛細血管が縮むので、細胞は断食をしている。断食ということは、腹がへるということです。そのあと水から湯に入ったときに、毛細血管が開いて血液が一気に流れる。すると腹がへった細胞は、血液をどんどん引っ張るから、血液の流れが非常によくなる。ですから血圧が下がるという仕組みですな。

末梢が血液を引っ張らなかったら、無理に血液を通さなければいけないわけだから、血圧を上げないといけないようになる。つまり、末梢血管の抵抗が強くなった場合は、血圧を上げないと血液を流すことができないのです。ですから、高血圧の薬には、末梢血管を広げて抵抗を減らす薬もあります。しかし、われわれはそんな薬を使う必要はありません。毛管運動をやっておれば、薬は必要ありません。

温冷浴もいいですが、血圧の高い人が急にやるのは危険です。高血圧の人が温冷浴をする場合は、膝から下だけにしてください。

裸療法はいいですよ。裸になっているときは毛細血管が収縮しますから、細胞に断食を何回もさせているのと同じです。血圧が高くて、温冷浴ができないという人は、裸療法がお勧めです。血圧が下がってきたら、温冷浴をやってもかまいません。でも、最初は水の温度を25℃くらいにします。いきなり20℃以下にしたらいけませんよ。

Q **高血圧に効く食べ物は？**

A マグネシウムの多い食品がいいでしょう。1978年にフィンランドのカルパーネン氏が報告してますが、マグネシウムには血管を広げる作用があります。カルシウムに比べてマグネシウムが少ないほど、心筋梗塞とか脳梗塞が起きます。

逆に、マグネシウムが多いほど脳の血流量が増えるという調査を、島根医科大学の小林祥泰先生が行なっておられます。75歳の老人72人から髪の毛をもらって、1gの中のマグネシウム量と、脳の血流量の関係を調べました。すると、マグネシウムが53μgの場合は、脳の血流量は49mlだった。ところが、90μgの場合は60mlになり、130μgでは68mlになっていることがわかった。ですから、マグネシウムの補給をしっかりやれば、脳の血流量が増えることになりますね。マグネシウム量が50μgまで減ってくると、老人性痴呆症なんかにもなりやすいです。

マグネシウムをとると血圧は下がるという実験をしたのは、神戸大学の本山隆章先生です。平均年齢40歳の男性21人に、酸化マグネシウムを1日1gを28日間与えたら、最高血圧が111から102に下がった。それからいったんやめてみて、しばらくたつと、また血圧は上がってくることがわかった。ですから、血圧を下げるためにも、マグネシウムはいつもとったほうがいい。

なぜマグネシウムで血圧が下がるのかというと、マグネシウムをとることで血液中のナトリウムが減るからです。ナトリウムが多いと血管が収縮して血圧が上がります。マグネシウムは、細胞内のナトリウムを追い出す作用があります。だから血圧が下がるのですな。そういうわけで、高血圧の方にはマグネシウムを薬として出す場合もあるのです。

私が「玄米を食べろ」というのは、マグネシウムが多いからです。昔は、玄米といったら、「そんな消化の悪い食べ物、なぜ食べなければならないか！」といわれたけども、今はマグネシウムとか食物繊維といったものが非常に高く評価されて、お医者さんのなかでも、「玄米を食べろ」、特にこのごろは「発芽玄米を食べろ」という人が増えています。

発芽玄米だったら圧力釜で炊かないでいいし、お通じもよくなります。特に発芽玄米にはγアミノ絡酸（GABA）が多い。これも脳の血流量を増す働きがあるのです。発芽玄米の場合は、玄米をぬるま湯につけて4時間置いておくと、GABAがぐっと増えます。

もう一つは、大豆のイソフラボン。イソフラボンは、血管の細胞から酸化窒素を出します。これが血管の筋肉細胞に働いて血管を拡張させるから血圧が下がる。イソフラボンには、血圧の下降作用があります。イソフラボンは1日にだいたい50㎎食べたらいい。50㎎のイソフラボンとは、豆腐にしたらだいたい100ｇです。

それから、イチョウの葉も血流をよくしてくれます。4月から5月中に、イチョウの葉っぱをどんどん採って、3分間蒸したあと乾燥する。蒸さないとビタミンCなどが酸化されるからです。蒸した葉は乾燥させれば1年でも持ちます。これをお茶として飲んだり、生の青汁の中に一緒に入れてもいい。でもちょっと苦いですよ。これはアトピーにもいいし、血圧も下がりますし、非常に評判がいいですな。

# 血液はなぜ回る？血液循環論

**Q　腹がへったら細胞が血液を引っ張るとは、どういうことですか。**

A　これには、血液を循環させている原動力がどこにあるのか、血液は何の力で回っているのかということを考える必要があります。

これを米の流通にたとえて考えてみると、血液は細胞にとってみたら米です。人間が米を食べるように、細胞は血を食べて生きている。米は何の力で流通が行なわれているかといえば、人間の腹がへるからです。腹がへってご飯を食べて米がなくなってきたら、米屋に電話して配達してもらうわけですね。米屋は在庫がなくなったら問屋から取り寄せます。このようにして米が流通するのも、根本は人間の腹がへるからです。

それと同じように、血液の循環も細胞が飢えるから血液が流れる。細胞が血液を引っ張るのですな。

**Q　心臓のポンプ力ではないのですか。**

A　昨今の医学の本には、血液の循環するのは心臓のポンプの力であると書かれてます。これが現代医学の血液循環論です。どの本を読んでも、「細胞が血液を引っ張るので血液が回っている」とは書いていません。一冊もありません。みんなポンプ説です。

この血液循環論を唱えたのが、ウィリアム・ハーヴェー（1578〜1657）です。1628年、ウィリアム・ハーヴェーは、世界的な論文「動物の心臓と血管の運動に関する解剖学研究」を発表したのですが、これによって血液循環論を確立したわけです。

それまでは、ローマ時代のガレヌスが唱えた霊気説でした。血液は肝臓でつくられ、心臓へ行って、心臓から脳へ行って、脳から全身に行くというものです。

これをひっくり返したのがウィリアム・ハーヴェー。この血液循環論が、いわゆる心臓ポンプ説です。この論文に手紙を添えて、ハーヴェーは時の皇帝チャールズ一世に差し出しましたが、その手紙の内容が面白いですね。

「陛下、血液は循環します。全身の細胞に心臓のポンプ力によって血液を供給していますが、それはちょうど、皇帝陛下の恩恵によって、全人民に恵みを与えておられるのと同じようなものです」と。これは封建説ですな。君主政治を裏付けるような考え方です。

このような封建的な考え方の論文が、350年間も無批判のまま信じ込まれ、現代のような民主主義の世の中でも、医学者たちがこのハーヴェーの封建的な学説をそのまんま何も疑いもなしに信じ込んでいるということは、非常に滑稽なことです。

この封建主義的血液循環論が、本当に正しい血液循環論に戻らない限り、現代医学は正しい軌道を外すことになります。なぜ毛管運動をやったら血圧が下がるのか、断食をやったらなぜ病気が治るのか、その辺のところは、血液循環論が改まらないかぎり正しく解釈できないでしょう。

**Q　一般には、お風呂に入ったり運動をしたら血液循環がよくなるといわれていますが。**

A　確かに、風呂に入ったら血液循環がよくなるとか、駆け足をすればいいとか、いろいろいわれてますが、本当に循環をよくするのには飢えたらいい。細胞が飢えたら血を引っ張る。われわれが、腹がへったら米屋に電話して米を持って来てもらうように、細胞が飢えて血液を引っ張る。これが循環をよくする決め手です。

断食すると胃や腸が治ることは、みんなよく理解できるのですな。10日でも2週間でも腹を空っぽにしておいたら、胃や腸の傷も治ってくるし、働きの弱った胃腸が元に戻るだろうと考えがつく。けれども、断食したら、どうして蓄膿症《ちくのうしょう》や中耳炎が治るのかというメカニズムは、まだ完全に解明されていません。

私自身としては、慢性の病気を持っているところは、血液循環が不完全なのだと考えています。手指などは、ケガをしても何もせず放っておいても、10日や2週間たったら治ってしまう。ということは、手指の血液循環が完全だからです。ところが、蓄膿症や中耳炎が2年も3年もなんで治らないのかというと、そこは血液の循環が不完全だから。慢性の病気のあるところは血液循環が不完全なのですね。これを、不到達点（アンタッチャブル・ポイント）といいます。

これをなくせばその慢性の病気も治る。そのためにどうするのかというと、そこの細胞を飢えさせたらいい。飢えさせたら血液を引っ張る。引っ張るから、今まで流れにくかった箇所にも血液が十分に流れるようになる。そしたら病気は治る。すなわち「流水は腐らず」ですな。アンタッチャブル・ポイントをなくすのは、万病をなくすのにもっとも大事なことです。

そのために毛管運動をしたらいいというが、毛管運動でなぜ血液循環がよくなるのか、また血圧が下がるのか、タバコを吸ったらなぜ手足が冷たくなるのか、この辺のところをよく考えていかないといけませんな。

心臓の左心室を出た血液が、動脈を通って毛細血管にいく。そして静脈に入って右心房に帰ってくる。この毛細血管のところで、心臓から送られてきた血液と組織との間で酸素と炭酸ガスの交換が行なわれます。

毛細血管のところを少し詳しく説明すると、毛細血管の手前にバイパスがある。グローミューです。また、毛細血管の壁にルージェという細胞がある。毛管運動をやりますと、このルージェの細胞が興奮します。興奮すると毛細血管が縮む。縮んでしまうと血液は行き場がないわけです。そのとき、血液はバイパス（グローミュー）を通って心臓に帰ってくるのです。

普通、毛細血管のところでは、組織の細胞に酸素を与えて炭酸ガスを受けとり、ガス交換をして静脈の血管へ抜けて心臓へ帰ってくる。したがって、毛管運動をしているときは、これらの細胞は断食していることになる。飢えているわけですな。3分～5分も毛管運動やっている間は、細胞は飢えて〝腹を空かしている〟ということです。

ですから、今度この手足を下におろして血液が流れ出すと、血液をよこせと細胞が引っ張ります。飢えた細胞は、おびえたように血液を引っ張る。引っ張るから血液の流れは非常によくなる。流れがよくなるということは、血圧を上げなくても血液が流れるということです。そういうわけで、毛管運動をやった後は血圧が下がるのです。

このように、血液循環論は細胞が血液を引っ張っているのだ、そういうふうに考えないと解釈できない。心臓のポンプ力で血液が循環しているという考え方では、さっぱり解釈できません。ところが、こんなことをいうと、ヘソまがりといわれるのですな。

現代医学の考え方では、心臓ポンプ力が血液循環の原動力となっているからです。すなわち、心臓から出た血液の血圧は、腕のところで120、手の先では20くらい、毛細血管を通って静脈ではマイナスになる。心臓に近いところでは200くらいだから、200、120、20、マイナスとだんだん下がってくるから、心臓のポンプ力でもって循環しているという考え方になるのは当然です。

ところがですね、みんなが当たり前だと思っていることが、実は間違っている。ポンプ力で流れているんじゃなしに、細胞が引っ張るから血液が流れていると、まったく逆さまの考え方にならないといけません。

これはしかしね、現代医学にとって、ものすごく大きな問題ですな。だから、西医学と現代医学を折中しようたってダメです。根本的に変わらないと、21世紀からの医学は正しい軌道に乗らないと思いますよ。現代医学者が断食療法のいいところだけをつまみ食いしようとしたって、ダメだというわけです。

今の現代医学は、漢方がよかったら漢方を取り入れ、断食療法がよかったらそれを取り入れる。つまみ食いやっているわけです。そんなことで本当の断食療法がわかるか！と思いますね。

さて、血液循環の問題でもう少し話を続けましょう。たとえば、ジフテリアや腸チフスで死んだ人を解剖すると、心臓の左心室に血液がいっぱいたまってます。一方、交通事故で死んだ人を解剖しますと、血液は空っぽです。一体なぜか、これを発見したのがドイツの病理学者のアショフです。１９３４年の論文です。それは先ほどのタバコを吸ったら、なぜ手足が冷たくなるのかと同じ理屈です。

よろしいですか。タバコを吸うとニコチンが血液に入ってくる。ニコチンは細胞にとっては毒ですね。毒の入ったものがやってきたら細胞は危険です。米の中にクギや石がいっぱい入ったものが配達されてきたら、食べますか？「こんなもの食えるか」と拒否しますね。それと同じように、ニコチンの入った血液がやってくると、全身の細胞は「そんなものはいらん」と拒否します。そのとき、血液はどこへ行くか。これは、毛細血管が縮んで、そんな不浄なものはいらんぞ、と断食する。そこで血液はバイパスを通って心臓へ帰ってくるのです。

このようにして、手足に血液が回らないから、そのとき温度は下がる。タバコを吸ったら手足が冷たくなるのは、全身の細胞がストライキを起こしているわけです。同じように、腸チフスやジフテリアなどで死ぬ場合は、血液が細菌の毒で汚れていますから、そのような不浄の血液は、全身の細胞は拒否して受け取りません。だから、左心室に血液がいっぱい残留しているのです。

一方、交通事故などで死んだ場合は、血液は有毒物を含んでいないから、そのような清浄の血液は、心臓が止まった後でも、末梢の組織細胞が求めて血液を引っ張ります。そのため解剖してみると、左心室には血液が少しも見当たらず、空っぽになっています。

このように、血液は心臓の一存で回るのではない。全身の細胞の総意にもとづいて行なわれている。心臓は血液循環を調節する単なる象徴にすぎない。これを生体民主主義というわけです。たとえば、日本の憲法がそれでしょう。これが民主憲法の一例ですな。

Q　**この理論に、現代医学者は納得していないのですか。**

A　力学的に証明しないと現代医学は納得しません。いくらいっても、現代医学は科学的に証明しないと納得しません。

しかし、スコットランドのお医者さんですが、ジェームス・キールという人が、1711年に、心臓の実際の圧力ですね、これは16オンス（1ポンド）に過ぎないといっています。だいたい毛細血管は平均して全身に51億本あると、マルチン・フォーゲルという人はいっています。

心臓から出た血液が5〜10ミクロンの細い毛細血管の中を、水の3〜4倍もネバネバしているのに、わずか11秒間で流れる。それだけの圧力を計算したらどれだけになるか。それを計算した人が、イタリアの物理学者のジョバンニ・アルフォンス・ボレリ（１６０８〜１６７９）です。計算したら18万ポンド（約80トン）の圧力がかかる。そんな圧力が握りこぶしより小さい左心室にあるのか、とうてい考えられないでしょ。

だから、２００Hgの低い圧力で血液が循環するということは、細胞が引っ張っているからこそ、そんな低い血圧でもって循環できるのだということに気がつけばいいのです。

悪い血液が循環してきたら、末梢組織の細胞は、自主的にその血液を拒否するということがわかると、ペニシリンショックなどもよく理解できます。

ペニシリンショックはどうして起こるのかというと、これはペニシリン（毒）の入ったような血液が流れてくると、細胞は、これはかなわんと拒否する。拒否したらグローミューがパッと開いて、そこを通って心臓に帰って来れたらいいが、細胞が「そんな不浄の血液はいらん」と拒否したときに、このグローミューがなかったら、血液は逆戻りして、そのためにショックを起こすのです。

それでは、お医者さんから注射されるときに、「ひょっとしたらこれによってショックを起こすかもしれない」といわれたとしたら、どうすればいいか。「先生、ちょっと待ってくださいよ」といって、毛管運動を3分くらいやるといいです。そうして、このグローミューをつくっておいて「ハイ、お願いします」とやればいい（笑）。そうしたら、毒の入った血液はグローミューを通って心臓に帰るから、ショックをまぬがれるのですな。これは、ショックを予防する秘訣ですよ。よく覚えておかないといけません。

これから夏になってプールに飛び込むと、ショックを起こしやすい人がいますね。水は冷たいから、皮膚表面の血管が急に縮みます。そのときグローミューが開いてくれれば事無きを得ますが、前の晩にケーキ食べたり、あんころ餅食べてグローミューを溶かしてしまった状態で飛び込んだら、毛細血管が縮んだけれども、血液の行き場がないので、血液は逆流する。これで心臓マヒで死ぬこともあるのです。

子どもがプールでショック死するのは、グローミューがダメになっているのだということです。しかし、このことはまだ一般の人々はあまり気がついてないのですな。

これでグローミューがいかに大事かということがわかりましたね。正しい血液循環論がわかってないから、まだ予防も治療もできないのです。

断食したらなぜ血圧が下がるのか、血液循環がよくなるのかということは、実は細胞が飢えるからです。飢えるから血液を引っ張る。引っ張る力がどんどん出てくると、血液が体の隅々まで行き渡るようになります。

## Q 断食すると、血液の不到達点がなくなって、その結果いろんな病気が治るのですね。

A ガンでもそうですな。血液循環がよくなるとガンがよくなるということは、酸素の供給がうまくいくからです。血液循環がよくなることによって、酸素が組織に豊富に供給されるのです。酸素が組織に豊富に供給されたらガンは起こらない。ガンは酸素の欠乏が大きな原因の一つです。その組織の新陳代謝が、酸素の不足でうまくいかない。それがガンの大きな原因です。その組織に酸素を豊富に送り込んでやればいい。その組織に酸素を豊富に送り込む秘訣は断食です。飢えたらいい。このように飢えることが、いかに健康法として大事かがわかるでしょう。

ところが、今の医学は飢えることをさせない。朝からしっかり食べろという。血液循環をよくさせるためには飢えないといけないのに、飢えることの意義を知らないのですな。それで病気の予防も治療もできない。大きな問題ですよ。こんな大きな問題はありません。

断食を本当に正しく意義づけるためには、血液循環論が逆さまにならないといけません。これが現代医学の大きな盲点ですな。この盲点がいつになったら埋められるか、そう簡単には埋められないでしょうね。

血液循環が心臓のポンプの力で行なわれているというのと、そうではなくて、細胞が引っ張るのだというのはまったく逆さまです。このことに、いつになったら気がつくのか、これがいちばん根本的なところです。

西医学・西式健康法のどこが一番の取り得かといえば、これです。この血液循環論が現代医学と真っ向から対決する。これが認められると、西先生が本当に浮かばれる。大きな大きな医学の柱になられるのです。この血液循環論が正しく理解されるときがきた暁こそ、西先生がいわゆる医聖になられるときですな。

# アレルギー治療の切り札

Q　断食でアレルギーも治るのですか。

A　たとえば、花粉症の場合で話しましょうか。

花粉とIgE抗体がドッキングすると、肥満細胞からヒスタミンやロイコトリエンといった物質が放出される。この結果、アレルギー症状が悪化します。現代医学では、抗アレルギー薬を使って、花粉とIgE抗体がドッキングするのを防ぐなどして花粉症を抑えるわけです。

一方、インターフェロンγやインターロイキン2といった薬剤や、植物油のγリノレン酸などは、IgE抗体が増えるのを抑えて症状を緩和するわけです。

アレルギー症状が起こるときは炎症も起こる。その原因の一つが活性酸素です。これを減らすのに青汁（野菜ジュース）が効くいうことを、浜松医科大学皮膚科教授の瀧川雅浩先生らが証明されています。

しかし、花粉症治療の切り札は、絶食療法（断食）ですな。花粉症というと、普通はいかに花粉を少なくするかを考える。ところが、花粉症には腸がものすごく関係しています。腸は、人体最大の免疫気管です。腸を元気にすれば免疫力が大いに高まる。つまり、腸をきれいにするということが、アレルギー症の最大の予防法と治療法だと思っています。

なぜかといいますと、アレルギー性鼻炎になると鼻汁がいっぱい出ます。そのとき、鼻水や痰を外へ出さないと、鼻水がのどの奥へ垂れ下がってそれを飲み込んでしまう。そうすると、鼻水の中の花粉が腸まで到達し、大腸から体内に侵入してきます。これが意外に多い。

腸内には細菌が100兆個おりまして、その一つのカンジタ菌は、腸の粘膜を食い荒らす。そうすると腸の粘膜は糜爛《びらん》になる。糜爛というのは腸にできた傷ですから、ここから花粉が体内に侵入します。だから、腸が花粉症の最大の震源地というわけです。

カンジタ菌を減らせば、たとえ花粉が腸に入ってもアレルギーが起こらない。絶食療法が花粉症にいいというのは、腸内のカンジタ菌が全部外へ出てしまうからです。いわゆる、宿便と一緒に体外へ排出されてしまう。腸が荒れなくなりますから糜爛が治っていく。つまり、花粉が体内に入れない。

腸をきれいにしていたら、花粉はいくらあってもいいのです。私のところでは、抗アレルギー薬は使わないのに花粉症が治ってしまう。断食と少食で腸がきれいになるからですな。

今、花粉をいかに減らすかをうるさくいわれていますが、そんな簡単には減りません。杉の木は全国に160億本もある。1本の杉の木から花粉は2～3kg出る。日本全土で、約3700万トンの杉の花粉がばら撒かれているわけです。

昔も杉はたくさんありましたけど、今ほど花粉症はなかった。この花粉症に拍車をかけているのが、自動車の排気ガスです。特に、ディーゼルエンジンですな。

最近、東京大学物療内科のグループが、マウスの実験で確かめています。まず、マウスの腹の中に花粉を入れる。別のマウスには花粉のほかに排気ガスの粒子も一緒に入れる。そうしたら、排気ガスの粒子を入れたマウスのほうが、ずっと花粉アレルギーが強い。ディーゼルの排気ガスが花粉アレルギーの働きを補助しているということです。

花粉を吸着しやすい衣服も、花粉症が増えた原因の一つ。衣服には平均して2300個の花粉が付着する。これは静電気の発生量に比例します。中でも花粉がもっとも付きやすいのが、ナイロンとアクリルの混紡ですな。静電気が発生しにくい綿や麻の衣服を着るのも大切です。

マスクはある程度は効果がありますが、家に帰ってからが問題。風が吹けば花粉は家の中にも入ってきます。衣服に付いた花粉を家の中へ持ち込んでいるのに、家の中ではマスクをしないと、家の中にばら撒かれた花粉を吸ってしまうのです。

花粉に敏感な人が室内にいるとき、外から人が帰ってくると、「わっ、花粉が来た」っていいますな。でも、そんなことにビクビクするより、腸の中をきれいにしたらいいのです。急に花粉症になる人もいます。去年まではなんともなかったのに。これは、腸内の変化を意味しています。宿便ができて、それにカンジタ菌のようなものがいっぱい入って腸の粘膜を荒らし始めたのです。「昔はなんともなかったのに、このごろ花粉症になってきた」いう人は、腸が荒れてきた証拠です。

Q **アトピー性皮膚炎、気管支喘息など、アレルギーの人は腸が荒れているということですか。**

A そういうことです。今は国民の3人に1人がなんらかのアレルギー性疾患にかかっているといわれています。ということは、3人に1人は腸に傷があるというわけです。

アレルギーの人の腸が荒れているというのは、現代医学の研究でもわかってきております。たとえば、群馬大学医学部小児科におられた川辺志津子先生の研究では、食物アレルギーの子どもを持つお母さんに卵を食べさせたところ、母乳から卵白タンパクが出ているのです。

どうして母乳にまで卵白タンパクが、そのまんま入っていくのかということです。本来でしたら、卵白タンパクは胃や腸の酵素で分解されて、アミノ酸になって吸収されるはずです。ところが、分解されないで、腸管をそのまま通過するから母乳に出る。つまり、腸に傷があるということですな。

それから、昭和大学病院におられた田角恭子先生は、アレルギー体質の子どもと健康な子どもに分け、それぞれに分子量が違う2種類の糖タンパクを与える実験をされています。その結果、健康な子どもでは、小さい分子量の糖タンパクは尿の中に排泄されたけど、大きな分子量の糖タンパクは尿には出なかった。ところが、アレルギー体質の子どもは、分子量の大きいほうの糖タンパクも、尿として排泄されたのです。

尿に排泄されるいうことは、本来は腸管を通過しないはずの大きな分子量のタンパク質が、腸管を通ってしまったということです。したがって、アレルギー体質の人は、自分の腸管に異常があるのではないかと、まず疑ってみるべきだと思います。

実際に、腸の粘膜を調べた先生もおられます。順天堂大学病院小児科におられた小口学先生は、アレルギーの子ども6人の腸の粘膜を内視鏡でとって調べています。すると、正常な子どもには見られないような糜爛が、多数見られたのです。

## Q 腸が荒れている人は、どういう人ですか。

A　まず第一に、冬になって足のかかとがザラザラしてくる人。今まではツルツルしていたのに最近荒れてきて、靴下を履くとピリピリ引っかかる人は、腸の壁が荒れてきた証拠。腸の壁がきれいな人は、冬でもかかとがツルツルです。
第二に、野菜を食べ過ぎる人。驚かれると思いますが、野菜を食べ過ぎると腸の壁が荒れてくる。野菜はたくさん食べたいのですが、食べ過ぎるとかえって裏目に出ます。

「甲田先生、生野菜がいい、生野菜食べろって盛んにいいながら、野菜食べたらいかんって、何ですか！」としかられそうですな。しかし、野菜は怖いです。生野菜を腹いっぱい食べると、おなかの中で発酵して腸を荒らします。生だけじゃなしに、炊いた野菜も腹いっぱい食べると腸が荒れます。特にピーナッツや煮豆は怖い。小豆もよくない。腹の中で発酵するからです。すると腸の粘膜に傷つく。

女性に人気のサツマイモも、たくさん食べたら必ず腸が荒れます。ですけど、1日150g以内だったら腸は悪くなりません。量が問題です。生野菜はジュースにしてとるほうが安全です。

第三に、足が冷えると腹が痛くなる人。足が冷えたら下痢する場合はいい。ところが、腹が張ってきて痛むのはよくない。これは腸麻痺がある。つまり、宿便があるのです。また、生野菜や果物を多く食べると腹が張る人。これもダメですね。干し柿やプルーンをたくさん食べると腹が張ってくる。こんな人も腸が荒れています。

第四に、ほっぺたがリンゴのように赤い人。これもいけません。よく、娘さんや子どもさんの頬が赤くなりますが、これは腸の中に宿便がたまって一酸化炭素が発生しているためです。断食をやりましたら、頬がスーッと白くなります。リンゴのほっぺたがいいと思っているのは、とんでもない間違いです。こんな人が大きくなってきますと、ガンの候補者になります。

第五に、水を飲んでも太るタイプの人。これも腸が麻痺していますね。水をたくさん飲んだら、バーッと下痢するぐらいでないといけません。ところが、水飲んでも太ってくる人もいます。腸が麻痺しているために、むくんでいるのですね。こういう人も腸が荒れていると見て間違いありません。ですから、こういう人はアレルギーにもなりやすい。

第六に、爪の三日月が全然ない人。三日月ははっきり出ていないといけません。出ていないのは、腸に便がたまっているからです。こんな人も、宿便のために腸が荒れているのでアレルギーになりやすい。西式では、「爪の三日月を出すようにせよ。それには断食療法をやって宿便をとれ。そしたら三日月がちゃんと出る」と教えております。手が冷える人は、手の血流が減っているから三日月も減ってくる。逆に、手先の血流量が多い人は、宿便がないことでもあります。

第七に、頭が重いとか、ふらつく人。これも腸にガスがたまっています。それから、非常に空腹感が強い人は胃が荒れてますから、こういう人も腸の粘膜から抗原が侵入してきます。

Q　なぜ腸に傷ができるのですか。

A　これはもう食べ過ぎです。朝も昼も晩もしっかり食べたうえに間食する。そんな生活を続けていたら、胃腸がいつも働き通しです。消化で傷ついた粘膜を修復する暇もありません。胃や腸の粘膜に炎症が起こっても仕方ないですな。

そもそも、いつも腹がへっているということは、食べ過ぎているということです。食べ過ぎて、胃の粘膜が荒れている証拠です。試しに半日ぐらい食べるのを控えてみてください。もっと腹がへるはずだと思ったら、逆に胃の粘膜が修復されて、空腹感がスーッとなくなっていきますよ。それなのに、腹がへったと思って食べる。食べるからもっと腹がへる。こういうことを20年も30年も繰り返していたら、ずっと荒れた状態が続くわけです。それでは、ガンもできるはずです。

腸も同じです。たくさん食べると、処理しきれなかった残りカスが腸に停滞し、それが腐敗して発酵する過程で、体に有害な悪玉菌を増やします。それが、さらに腸の粘膜を傷めることになります。特に肉を食べると、肉は腸内で腐敗しやすいので、悪玉菌をふやして粘膜を荒らします。

現代の栄養学は、いかに栄養をとるかということばっかり考えて、食べ物が腸に傷をつけるということまでは考えてません。これではいけませんな。

Q　**アレルギーを治すには、どうしたらいいのですか。**

A　腸がアレルギーの震源地とすれば、腸をきれいにする必要があります。それには少食しかありません。食べる量を減らして、胃や腸の粘膜を修復させる時間を与えるいうことです。薬を飲んでもだめです。方法としては、まず朝食を抜く半日断食をやることです。何も食べない時間を長くとること。その間に胃腸の粘膜が修復されますからな。

もちろん、朝食を抜いたからといって、それ以外の食事を腹いっぱい食べていたら意味がありません。昼や夜の食事の量も減らす。昔から腹八分目といいますけれども、それでも多いです。できれば腹七分目くらいがよろしい。そして、さっきいったように野菜を減らす。それから、できれば毎週一日断食をやるといいでしょう。そうすれば、その日1日で胃腸の荒れた粘膜が修繕できます。

甲田医院に入院してきた人には玄米を出します。たとえば、大豆アレルギー、米アレルギー、麦アレルギーの人でもです。量が少なかったらアレルギーのもとになるお米も全部消化されます。だから、少食にすればアレルギーを治す切り札になります。

それから、西式健康法の毛管運動と温冷浴をやるといいですな。花粉や細菌が鼻の粘膜から入ってきても大丈夫です。というのも、1分間毛管運動をやったり、1分間水風呂の中に入っていたら、血液が細胞に届かない。つまり酸素が来ない。人間の手足の細胞は最大30分間酸素が来なくても死なないといわれてますが、細菌は1、2秒間で死んでしまう。水風呂の中に入ると、毛細血管が収縮して、酸素が来なくなって、わずか2秒で細菌は死んでしまう。そうしたら、細菌によるアレルギーは起こらないわけです。

手足を流れる血液は全身の75％を占めます。ですから、手足の血液を殺菌できたら、それで十分なのです。

アトピー体質の人は、セラミド（細胞間脂質）が普通の人の半分しかないといわれています。皮脂が少ないから肌の水分が蒸発して乾燥してしまう。セラミドをつくるには、西式の毛管運動や裸療法ですよ。血液循環を完全にしたらセラミドができてくる。肌にバリアがちゃんとできますから、西式健康法をやれば、アレルギーは心配ないということです。

それから、ＩｇＥ抗体を減らすには、肥満をなくさないといけません。肥満になるとＩｇＥ抗体が増えます。これは東京大学の宮本昭正教授のグループが調査しています。相撲取り61人を調べたら、20人のＩｇＥ抗体が通常より高かった。

肥満になると、腸管の働きが鈍る。内臓脂肪がいっぱいたまって腸が動けなくなるからです。ですから、肥満している人には腸麻痺があります。そこにいっぱいガスがたまり、腸の粘膜が荒れる。肥満はまさに万病のもと。血管から神経からみんなやられますな。

甲田医院で指導している花粉症予防の食事療法は、青汁１合を１日２回飲みます。煮たり熱を加えたりせず、ドロドロにした生野菜をしぼって、１回１５０〜２００㎖を飲む。それから、野菜にはビタミン$B_{12}$がないので、スピルリナ（藻の一種）で補う。肉類を食べればビタミン$B_{12}$を補えますが、アレルギー体質の人には、タンパク質が少ないほうがいい。

アレルギーの一番の原因はタンパク質。たくさん食べ過ぎて、タンパク質が分解されないまま吸収されて起こるのがアレルギーです。理想は、腸の中でタンパク質が全部分解されて、アミノ酸の状態で吸収されること。タンパク質を減らせば、花粉もタンパク質ですから、消化できるのですな。

花粉症の人は、まず半日断食（朝食抜きか、朝食と昼食を抜く）から始めたい。20日間きちっとやりましたら、それだけで変わってきます。１ヵ月もやりましたら、みんなもう「体がスカーッとした」っていいます。アレルギーだけじゃなしに、血圧も下がってきた、血糖値も下がってきたって、みんな喜びますよ。

# リウマチと宿便の関係

Q　**西式健康法で、リウマチもよくなるのですか。**

A　リウマチというのは、放っておくと寝たきりになります。ところがリウマチの人でも、この健康法ですっかり元気になりますね。

リウマチの原因というのは、現代医学では自己免疫疾患とするわけです。リウマチになって病院に行きますと、「難しい病気ですな、自己免疫疾患ですね。おそらく一生薬を飲んでもらわないといけませんよ」といわれます。それでどんな薬を渡されるかというと、重症例にはステロイド剤です。副腎皮質ホルモンというものが入っているお薬です。膠原病、たとえば全身性エリテマトーデスとか、多発性硬化症とか、そんな病気はみんな自己免疫疾患です。そのような病気になりますと、副腎皮質ホルモン剤が主役になりますね。しかし、このようなものを使って治るかというと、治りませんね。

リウマチの人はだいたい人口の1%です。だから1億2700万人の中で、120万人もの患者さんがおられることになります。その中の半分は、寝たきりになって介護を要する状態にまで落ち込んでしまいます。だからリウマチというのは、早めに治してしまえるなら治したいものです。それには、早めにこの健康法に入ることです。必ずよくなります。

群馬県に1人の娘さんがいましてね。やはり、寝たきりです。全然動けない。リウマチでももっとも悪性のリウマチですな。その方が薬をやめて4年になります。最初やめたときには地獄のような痛みが出ました。「こんなにつらいのなら、もう殺してくれ」という状態でした。しかし、「この薬を使っていては、あなたの将来はありませんよ。そのような薬づけであなたは一生いくのですか。だから思い切って止めてしまいなさい」と話し合いました。それで、いくら苦しくても一切薬なしでやっていこうと、頑張ってこられたのですね。それはそれは地獄のような苦しさでした。ところが、だんだんとよくなってきて、今はほとんど痛みがない。本人はもう極楽です。

それで今は隔月に断食をやっています。しかも食べるものは何かというと、朝は全然食べない。リウマチになるような人は朝飯を食べていますから、朝ご飯を抜くだけでもリウマチはよくなってきます。そして昼は青汁とニンジンの汁だけですよ。晩も青汁とニンジンの汁に、生米の粉が60gつきます。豆腐は170gです。これがその人の一日の食事内容です。たったこれだけですよ。それでだんだんと貧血が治ってきて、顔色も随分よくなり、本当に別人になったみたいだと、お母さんがいってます。

## Q リウマチの原因は？

A リウマチの大きな原因は宿便です。現代医学者は、宿便が原因だということを知らないから薬で抑えるのですね。それではこの難病は一生治らない。宿便を出しさえすれば治るものを、それがわからないために、一生惨めな思いで薬の世話にならなければならない。そんな方が120万人もおられる。なんと哀れじゃありませんか。

現代医学では自己免疫疾患です。関節にある滑液膜《かつえきまく》の細胞を、われわれの細胞Tリンパ球は攻撃を加えるわけです。ということは、このTリンパ球は、滑膜を異物として見ているのですな。自分の身内だったら攻撃しないはずなのに、それが自分の身内の滑膜を攻撃してしまうのです。そのために滑膜に炎症が起こります。

ということは、そのTリンパ球は、自分か自分でないかを区別する識別能力が狂ってしまったわけです。このTリンパ球はどこでできるのかというと、胸腺の中でつくられている。胸腺とは35gぐらいの小さいものです。その中に10億のTリンパ球があるわけです。その10億のTリンパ球がどんな訓練を受けるかというと、自分であるか自分でないかを区別する能力をここで訓練されるわけですな。まあ、学校の生徒みたいなものですね。そして、ちゃんと区別する能力ができたものが卒業して、それから血液の中に出ていく。

こういうTリンパ球ばっかりだったら、こんな病気は起きないわけです。滑膜を自分の身内だとわかっていますから、攻撃を加えない。ところが、胸腺の中からだんだんと落第生も外へ出ていくようになってくると混乱が起きるようになる。だいたい95%は落第生です。5%が優秀な生徒で卒業する。そして、残った95%の落第生も一緒に卒業させてしまうから問題が起きるわけです。人間の社会でしたら「まあ、まあ、まあ」ですませたりしますけど、人間の体の中にそんなことが起こったら困るわけですな。

Q　**なぜ落第生が出てしまうのですか。**

A　まさにこれは宿便が問題ですが、現代医学ではこう説明しています。

Tリンパ球がBリンパ球に情報を送って、Bリンパ球に抗体をつくらせます。Tリンパ球自身が骨膜にひっついて、そして骨膜に炎症を起こす。そのTリンパ球がBリンパ球に情報を送るのに、インターロイキン6というものが関係しています。このインターロイキン6の働きを止めてしまえば、抗体をつくらないので、この病気は治るはずだと考えているのです。これが大阪大学の第三内科岸本総長のところの研究です。そこでインターロイキン6に対して抗体をつくってやり、それでBリンパ球が抗体をつくるのをストップするわけです。

ところが、その抗体をつくったら、その抗体に対する抗体がまたできてしまうのですな。だから結局はダメだということです。そんなわけでリウマチは治らない。いま私がいっているのは現代医学の最先端の治療法ですよ。

しかし一方では、おなかの中にリウマチの原因があるという研究も出てきました。これは、愛知医大の第二病理学の青木重久先生の研究ですが、1995年に、大腸菌の問題ですね。

大腸菌といったら食中毒のO－157。1万人あまりの食中毒の患者さんが出ました。あれと同じ大腸菌O－14株というのがあります。このO－14株がリウマチの原因だというのです。そういうことがわかってきました。

リウマチの患者さんと健康な者と比べてみると、O－14株の抗体が体の中にできた人がリウマチになる。O－14株の抗体の無い人はリウマチにならない。健康な人を60人調べてみたら、1人もO－14株の抗体が無いことがわかりました。ところが、リウマチの人を83人調べてみたら、血液の中では40％、関節液では65％抗体反応が陽性だった。だからO－14株が原因だと考えられたのです。

それではいっぺん、ウサギの実験をやってみようとなった。78匹のウサギにですね、1ヵ月に1回、O‐14株を投与する。1年たったら、このウサギの体の中にO‐14株の抗体ができます。そうしたら、そのウサギにリウマチの症状が現れてきます。だからリウマチの原因は、O‐14株なのだと考えるのです。

Q **リウマチの原因は、腸の中にあるということですか。**

A そうです。これは面白いですね。で、甲田医院で1997年11月と12月の2ヵ月間、リウマチの健康合宿をやりました。15人の患者さんが全部リウマチの方ですよ。

その15人の患者さんの血液を調べてみたら、6人がO‐14株の抗体反応が陽性です。40％ですね。その方々を断食後にもう一度調べたら、このO‐14株の抗体反応の陽性は、大部分が陰性になってきた。そして、15名全員がリウマチがよくなってきたわけです。こうして、断食と少食でリウマチも治るということが学会で発表されたのです。

このように、リウマチというものも、この健康法でよくなるということが、はっきりとわかりました。

Q　リウマチと宿便の関係とは？

A　約10年前のことですが、中学生のTさんという女の子が、私のところに入院してきまして、最初1週間の断食をやりましたら、痛みがスーッとなくなった。中学校2年生のおじょうちゃんですけどね。ところが、家に帰ったら食べたいものだから、腹いっぱい食べた。それで痛みがまた出てきたのです。それで2回目の入院です。お母さんがおんぶして来られました。そのときはもう歩けません。それで、病院の3階で二人一緒に生活していただきましたが、お母さんが泣きながら、「もう娘と一緒にこの3階から飛び降りて自殺しようか」といってました。そんなところまで追いつめられていたのですが、今度は長い断食（3週間）をやりましたら、完全に治ってしまったのです。走り回ってもどうもないようになりました。

そのTさんの行なった3週間の断食中にいろいろなことがわかりました。断食をやると痛みがずっと退いてくるのですが、ある時点までくると、ちょっと痛みがきつくなった。このときに宿便が出るのですね。宿便が出る直前には痛みが増して、宿便が出たら痛みが退いていく。またしばらくして痛みが出てくると宿便が出て、宿便が出ると痛みが退いていく。このようなことが何回も繰り返されました。痛みが出ると宿便が出て、その度にリウマチの症状がまた一段とよくなってくるのですな。

だからTさんが最後にどういったかというと、「先生、また宿便出ますわ」「なんでわかる？」「痛みがきつくなってきたからです」というように、痛みと宿便の関係を、本人もはっきりわかるようになりました。そうするとリウマチというのは、やっぱり宿便病ということになります。

しかし、「自己免疫疾患です」といったら、いかにも名医に見えますが、「宿便病ですね」なんていったら、笑われますよ。やぶ医者だと思われます（笑）。しかし、実際は宿便病です。宿便が完全に出てしまえば、リウマチは完全に治ります。

# 免疫力を強化し慢性肝炎を抑える

Q　**慢性肝炎も西式健康法で治るのですか。**

A　慢性肝炎の原因は、ほとんどがウイルスの感染です。ウイルスの種類によってB型肝炎、C型肝炎などと分類するわけですな。ただここで気をつけないといけないのは、ウイルスに感染したからといって、みんなが発病するわけじゃないということです。これはどんな感染症にもいえることですが、菌やウイルスを体内に抱えていても、発病せず元気に生活している人が必ずいるわけです。

これは結局、免疫力の違いです。免疫がしっかりしている人は、ウイルスに感染しても発病を抑え込める。ですから、肝炎を防ぐには免疫を強くしてやろう、というのが西式健康法の基本です。

現代医学の感染症対策は、モグラ叩きみたいになっている面がありまして、一つのウイルスや菌を狙い撃ちしても、また別の問題が出てきます。そんなことを延々とやるより、感染に負けない体をつくればいいのにと思います。

まずは、現代医学でわかってきた肝炎のメカニズムから話しますが、肝細胞の中にC型肝炎のウイルスが入ると、そのウイルスを攻撃するために、肝臓の中の免疫細胞（クッパー細胞）が酸化窒素（NO）という活性酸素を放出するわけです。それでウイルスの入った細胞を壊す。肝細胞が壊れると、細胞の中からGOTやGPTという酵素が血液中にドッと出てきます。ですから健康な人はこれらの血中濃度が40（㎎／dℓ）以下ですが、慢性肝炎になると200、300と上がってきます。これを指標にして、肝臓の状態を判断するわけです。

一方で、活性酸素が増えると、肝臓の細胞の遺伝子（DNA）が傷つく。そうすると、8OH-dGという物質がおしっこに出てきます。これは活性酸素で傷ついたDNAの断片です。この量を測れば、どれほど遺伝子が傷ついているかがわかるわけですね。産業医大でこれを調べたところ、慢性肝炎の患者さんは、健康な人よりも8OH-dGが2倍も多いことがわかりました。

遺伝子が傷つくと、突然変異が起こりやすくなります。するとガンができやすい。実際、肝炎じゃない人が肝臓ガンになるリスクを1とすると、B型肝炎の人は80倍、C型肝炎は900

倍もガンになる可能性が高いです。

肝臓ガンで死ぬ人は年間４万５０００人です。これをどう減らすかが問題なわけです。

現代医学で慢性肝炎の特効薬といえばインターフェロンですな。ただ、治る人と治らない人があります。世界で29種類のC型肝炎ウイルスのタイプが発見されています。そのうち日本で問題になるのが、1b、2a、2bというタイプです。日本で患者さんを調べると、1bが70％。残りの20％が2aで、10％が2bです。

ここで問題は、一番多い1bにはインターフェロンが効きにくいということ。もう一つの問題が、ウイルスの量です。ウイルスの量が血液１㎖中に１００万個以上あったら、インターフェロンを打ってもなかなか効かない。だからC型肝炎全体で見ると、インターフェロンは30％くらいの患者さんにしか効かないのです。

最近は別の問題も出てきています。ある患者さんがインターフェロンで治療して、ウイルスが激減したとしましょうか。医学的にいったら、これで著効です。ところが、２、３年たって調子が悪くなって検査を受けたら、またウイルスが増えている。そんなケースが出てきています。

薬として使うインターフェロンは、大腸菌につくらせたものが多い。ところが、このインターフェロンは、人間のものとアミノ酸の配列が１カ所違います。それが体内に入ると、われわれのリンパ球はそれを異物と見なす可能性がある。つまり、抗体ができやすい。すると、打ってもすぐに壊される。抗体ができると効果が出なくなるわけです。

しかし、それはまだいいです。問題は、抗体ができると、われわれの体がもともとつくっているインターフェロンもやられかねないということです。こうなったらたいへんなことですよ。インターフェロンを使うことで、むしろ肝炎を発症しやすくしてるのかもしれないわけです。

現代医学のアプローチは、インターフェロンが効かなかった人には、もう一回使うとか、量を多くするとか、期間を長くして1年にしようとか、そんな研究をしています。これでは、インターフェロンの抗体ができる率が増えてしまうのではないかと思います。

甲田医院では、インターフェロンが効かない人たちが西式健康法をやっています。インターフェロンで治ってきた人は、「インターフェロンはいい」と思ってますでしょ。まあ、それはよろしい。ですけど、効かなかった場合は西式健康法をやっていけばいいのです。

B型もC型も、かつては輸血が大きな感染源でしたな。でも、血液検査の技術が進歩しましたから、新たに感染するケースはどんどん減っています。しかし、まだE型とかF型とかがありますよ。これからまた出てくるでしょうな。つまりは、新しいウイルスはいくらでも出てくるということ。ウイルスは1種類ずつ叩いても、らちが明かないのです。

C型肝炎にしてもB型肝炎にしても、本当に免疫力が強い人は、感染しても発病しません。

逆にいうと、発病する人は抵抗力が弱っていると考えられる。だから、われわれは毎日、西式健康法の毛管運動やって、温冷浴やって、裸療法をやって、免疫を鍛えなければなりません。ウイルスを見つけて一つずつ殺すよりも、入ってきても繁殖できない体をつくる。これが西式健康法です。

これはまた次の機会に詳しく話しますが、西式ではお産のときから、生まれた子の免疫を高める方法をとります。赤ちゃんは生まれてすぐ1時間40分、素っ裸でそのまま放置します。

生まれたばかりの赤ん坊は、心臓の左右の部屋（左心室と右心房）が完全に隔たっていない。卵円孔《らんえんこう》という穴が開いています。この状態では、動脈血と静脈血が混ざってしまいます。放っておいても大抵は自然に閉じるわけですが、免疫を強くするためには、これを一刻も早くふさぎたい。それには、裸のままで放置しておくのがいいのです。

また、生まれた直後は、ミルクの代わりにスイマグ（水酸化マグネシウム）を飲ませて、2日間断食させる。こうすると腸の中のカニババ（胎便）が出ます。それから裸療法と温冷浴を毎日させる。離乳食になってきたら青汁を飲ます。これらは全部、赤ん坊の免疫を正常に発育させる方法です。これらをやっておけばウイルスは怖くありません。うちの子どもは3人とも、こうやって生まれています。

どの赤ちゃんも、生まれてから2日目か3日目に、体が黄色くなる新生児黄疸が出ますが、裸で放置して卵円孔をきちんとふさいでしまうと、これが出ないか、ごく軽くてすみます。

本当に健康な人というのは、ちょっと手の色を見ればわかります。私も今から40年前くらいまでは、手が異様に黄色かった。ところが今は真っ赤ですね。血がきれいか、そうでないか、手を見たらすぐにわかりますな。きれいな血にするには、やっぱり裸療法や温冷浴、毛管運動をやったほうがいい。そりゃもう全然違います。

それから、背骨の狂いを治すということも大事ですな。特に、胸椎の4番から8番は脊髄神経が肝臓まで来てますから、このへんが狂うと肝臓が働かない。だから、肝臓を丈夫にするには、肝臓にきている脊髄神経が100%働けるようにしてやる必要があります。

金魚運動とか背腹運動をやって、その背骨の狂いを治す。そうしたら、そこから出ている脊髄神経が肝臓へ行って、十分に機能を発揮するのです。そうすると、肝臓の働きが完全になります。しかし最後の切り札は、何といっても生菜食療法と断食療法ですな。

Q **普通一般には、肝臓病はしっかり食べて治すといわれていますが?**

A 現代医学では「肝臓病は断食やったらダメだ」といわれてきました。しかし私自身、若いときに慢性肝炎をやったのですが、医者の制止を振り切って断食をし、実際に肝臓がよくなりました。そのあと患者さんにも断食をやってもらったところ、みんな元気になるのです。

ただ、断食すると血中のＧＯＴやＧＰＴの数値は上がります。これを現代医学の医者に見せたら、「そら見ろ、断食で肝臓が悪くなっている」というわけです。

私は、患者さんが元気になって喜んで退院されるのに、検査成績がなぜこうなるのか疑問でした。それが１人や２人じゃありません。もう何十人やってもこうなります。

ところが、最近になってわかったのは、免疫です。断食によって免疫が活発になってくるからということです。リンパ球がウイルスの入った肝細胞を盛んに攻撃するわけですな。そうすると、ウイルスの入った肝細胞が壊れますね。壊れたら、肝細胞の中に入っているＧＯＴやＧＰＴが出てくるのは先に話したとおりです。ですから、数値が上がるのは当然なのです。

断食のあと１ヵ月くらいは数値が上がります。そのあと2、３ヵ月たつと数値が元より下がります。そこで断食をするとまた上がりますが、終わるとまたさらに下がる。これを繰り返していたら、断食をやっても上がらなくなります。できたら、１年間に3回か4回くらい断食を繰り返して、それを3年から5年くらいやったら、もう数値はいつも正常になります。

## Q 断食が苦手な人は、少食だけでも有効ですか。

A　断食が苦手な人は生菜食療法がいい。生菜食Aは、生野菜をドロドロにしたものをそのまま食べるというもの。これでは腹が張ったり、胃がもたれるという人は、汁だけ搾って飲む生菜食Bがいい。1、2ヵ月やりましたら体の調子がよくなって、頭もすっきりして、少々動いても疲れにくくなりますよ。それから肌がきれいになって、みんなから「きれいになった」といわれます。そうしたらデータよりも、それがうれしくて、治ってきた実感が出てきますよ。

肝炎がひどくなって腹水がたまり肝硬変になった場合は、味噌湿布がお勧めです。腹水をとるのに、これが非常に効きます。

こんにゃくを温めて、それをしばらく当てておくだけでもかまいません。こんにゃくでだいたい30分くらい。味噌湿布は4時間くらい当てます。この場合は、湿布が冷めないように上からカイロを当てたらいいです。

## 子どもを健康にする西式お産

Q **西式お産とは、どういうものですか。**

A 西式のお産は、普通のお産より時間がかからず、出血も少なく非常に楽です。しかし、それには生まれる前からお母さんが、しっかり西式健康法をやらなければなりません。

具体的には、まず合掌合蹠運動200回を1日5回繰り返す。これがきちんとできる人は安産間違いなしです。逆に、これができない人は安産とはいきません。なぜなら、骨盤が開かないからです。恥骨の結合が離れないと産道が大きく開かないため、胎児の頭が下りにくい。両足の裏をくっつけて座り、両膝が床につくかどうかで恥骨結合が開くかどうかがわかります。

第二に、柿の葉茶を1日2ℓ飲む。天然のビタミンCが豊富な柿の葉茶を飲んでいれば、お産のときの出血が非常に少ない。よく、犬は安産といわれます。犬は体内でビタミンCをつくっているからです。ビタミンCは血管を強くします。夜中にいっぱい汗をかく人は皮下出血しやすい。体温が上がってビタミンCが壊れるからです。

妊娠中に転んだり、何かにぶつかると胎盤の中で出血します。すると、お母さんの血液と赤ちゃんの血液が混ざる。すると、そういう赤ちゃんは生まれたときに新生児黄疸がきつく出る。なぜこんな厄介なことになるかいうと、血液型の異なる母親と赤ちゃんの血液がしょっちゅう混ざると、母親の血液の中に赤ちゃんに対する抗体ができる。お産のときに出血すると、赤ちゃんの血液にお母さんの血液が混ざって核黄疸が起こるのです。

黄疸が起こらないようにするには、赤ちゃんとお母さんの血液が混ざらんようにしたらいいわけ。つまりは、胎盤の中で出血が起こらなかったらいい。出血が起こらなかったら、たとえお母さんと赤ちゃんの血液型が違っていても心配ない。その出血を少なくするために、柿の葉茶で十分にビタミンCをとっておくのです。

柿の葉茶がないときは、アセロラや野バラ（ローズヒップ）の実などで、天然のビタミンCをとるといいですな。人工合成のビタミンC（アスコルビン酸）と違って、天然のビタミンCには、ビタミンCだけじゃなく、カテキンやらポリフェノールやらのいい成分がいろいろ入ってますから。それらが相乗的に効いて血管を強くするのだと思っています。

第三に、朝食を抜くこと。なぜ朝食抜きがいいかというと、1日3食とっている人は、足がむくみやすくなるからです。朝食を食べる人と食べない人では、おしっこの出方が違う。たとえば、夜寝る前にそれぞれが1ℓの水を飲むとします。翌日の午前中のおしっこの量を比べると、朝食を抜いた人のほうが多い。朝食を食べた人は、昼までに出るおしっこの量が少ないから、体に水分が残ってむくむのです。

妊娠中に一番怖いのは妊娠腎です。朝食を抜いたら、頭が働かないとか力が出ないとかいわれますけど、そんな問題より妊娠腎ですよ。妊娠腎をいかに予防するかといったら、朝食抜きに限ります。なぜ妊娠腎になるかというと、腹が出てくると重心が前に傾く。その結果、どこに一番負担がかかるかというと、足首です。足首が弱ると腎臓の働きがいかれてくる。

妊娠腎かどうか調べるには、尿タンパクや血圧、それに足にむくみがないかを測ります。妊娠腎になってしまったら、食事の量を減らします。京都大学産婦人科におられた城戸先生が、妊娠腎を治す減食療法の論文を発表しておられます。だいたい1日1200キロカロリーに落とすと、妊娠腎の経過が非常にいいし、胎児の発育も悪くない。

一般には、自分はともかく、子どものために無理して食べる人が多いのですが、それがかえって体を悪くします。しかし、1200キロカロリーまで落として空腹状態をつくると、腎臓にも非常にいい効果が現れて、妊娠腎も治って安産できるのです。

私の妻も朝食抜きで子どもを3人産んでいます。3人とも西式の出産法でしたが、それはもう健康体で、体も大きくなりましたよ。

**Q 西式お産では、生まれてすぐの赤ちゃんを、素っ裸で放置するのですか。**

A 西式お産でもっとも重要なのは、生まれたときです。生まれたら、まず1時間40分、素っ裸で放っておきます。暖かい季節は3時間でも5時間でも裸にしておいて大丈夫です。本当は長いほどいい。1時間40分は最低限です。冬でしたら、部屋を暖房し、室温を25℃くらい上げるといい。この間に卵円孔が完全にふさがります。

卵円孔は前にも触れましたが、心臓の穴のことです。赤ちゃんは、お母さんのおなかにいるときは、酸素は胎盤から運ばれますから肺呼吸はしない。心臓に帰ってきた血液は、肺へ行く必要がないから、右心房に帰った血液は、そのまま卵円孔を通って左心室に行く。右心室に入った血液は、ボタロー氏管を通って大動脈に入ります。卵円孔もボタロー氏管もバイパスで、そこを通って血液が全身を回る。

ところが、生まれたら今度は一刻も早く肺呼吸をしないといけない。そこで、卵円孔もボタロー氏管もピタッとふさがる。これが開いたままだと困るわけです。

問題はね、新生児黄疸ですな。なぜ起こるかいうと、現代医学では、胎児の血液が生まれたときに溶血するといっています。すなわち、赤血球が多いと、出産後にそれが壊れて血液中のビリルビン量が増え、新生児黄疸が起こるということです。

しかし、胎児のときに赤血球が多いというなら、犬でも猿でもみんなそうです。でも、犬も猿も黄疸なんかありません。そこで西先生は、これは卵円孔が開いたままのために、右心房に戻ってきた血液が、肺に行かないで左心房に入ってしまうからだと考えた。卵円孔が開いているから、動脈血と静脈血が混ざる。これが黄疸のもとだというわけです。

では、なぜ卵円孔が開いたままかというと、これは、生まれてすぐに産着を着せるからだと西先生は考えられた。「犬や猿に黄疸がないのは、産着を着せないからだ」とね。「自然お産がいいといいながら、なぜ産着を着せるのだ」。これが西先生の独創的な考え方です。「自然お産なら、猿のように裸で放っとおけ」ということですな。

西先生は、猿は生まれて何分で卵円孔がふさがるかを実験しておられます。だいたい100分で完全にふさがるとわかった。だから、赤ちゃんも裸で100分放置するのがいいのです。実際、こうすると黄疸が出ない。出ても非常に軽い。産着をすぐに着せてはいけないのは、皮膚呼吸ができないからです。それが結局、血液循環を悪くし、卵円孔の閉鎖もうまくいかなくなる。

人間は、生まれたときから不自然な生活をしています。もし、本当に自然な生活をしたいなら、衣服を着ないし、四本足で生活すべきです（笑）。

実は、犬や猿は、心臓から出た血液が手先と足先に同時に届く。人間も健康であれば、手先と足先に血液が同時です。ところが、不健康な人は到着時間がずれる。これはね、400万〜500万年前は、われわれも四本足で歩いていたからなのです。われわれの体は四本足で歩くように設計されていて、二足歩行にはまだ完全には適応していないのですな。

妊婦のつわりは、この四本足歩行で治る。四本足で8の字を書きながら歩く。この場合、膝を曲げないようにし、8の字に回ることで背骨の狂いを治します。20分くらい四本足で歩くといい。つわりというのは腎臓から来ています。背骨の狂いを治せば、腎臓・肝臓の働きが非常によくなる。それによってつわりが治る。腸の働きもよくなるから、便秘も治ります。

赤ちゃんを1時間40分裸で置いた後は、温冷浴と同じ方法を産湯代わりに行ないます。温冷浴は、普通は水から始めますが、赤ちゃんは必ず湯から始めます。裸で置いておくと、特に冬は体温が下がるため、チアノーゼ状態になって赤ちゃんの顔は紫色になります。それを最初は40℃の湯の中で真っ赤になるまで十分に温める。湯で十分に温めたら、今度は30℃のぬるい水に入れる。これは1分間。この後は、40℃の湯に1分、30℃の水に1分、40℃の湯に1分、30℃の水に1分。これで終わりです。

水の温度は、10日間くらいかけて毎日1℃ずつ下げていく。1ヵ月後くらいには水を20℃くらいにするのが目標ですな。お母さんが赤ちゃんを抱っこしながら温冷浴をするといい。お母さんと一緒でしたら、赤ちゃんは泣きません。

私の息子も生まれたときから温冷浴です。親と一緒に入ったから、水の中で喜んで全然泣きません。生まれたときから温冷浴をやってると、肝臓が非常に丈夫になる。西式の温冷浴をやっていたら慢性肝炎になりません。たとえウイルスが体に入ってきても、それをはねのける免疫力がある。ですから、冬でも風邪をひかない。インフルエンザにも縁がありません。

Q **西式お産では、生まれたばかりの赤ちゃんに断食をさせるのですか。**

A 西式の出産で大切なのが、生まれたばかりの赤ちゃんにミルクを与えず、2日間断食させること。ミルクの代わりに、緩下剤のスイマグ10ccを1合の水に入れて、それを哺乳ビンで飲ませます。2日間、それ以外のものは一切与えない。

すると、赤ちゃんからカニババ（胎便）がどっさり出ます。体重は一時的に減りますが、1ヵ月したら標準体重に追いつきますので心配いりません。カニババが出て、胃腸の吸収がよくなるのでしょうな。

そもそもカニババというのは、赤ちゃんがお母さんのおなかにいる間に、羊水を飲み込んだりしたときの、いわば水垢です。そんなものがおなかにたまっている。また、2日間の断食の間に、赤ちゃんの腸の粘膜が入れ替わりますから、その脱落したものも出てくる。

カニババを出した赤ちゃんと出さない赤ちゃんでは、それはもう全然違います。出さない赤ちゃんにはアレルギーが非常に多い。小児喘息やアトピー性皮膚炎になるのは、カニババが全部出ていないからです。

カニババを出した赤ちゃんは夜泣きをしません。癇《かん》がきつくないし、よく寝ます。それから、性格が非常に穏やかになる。そういうことから、カニババを出してあげることは、子どもの運命を変えることになるのです。

カニババを完全に出さなかった赤ちゃんはどうしたらいいか。おっぱいを飲ませつつ、水に溶かしたスイマグを毎朝10cc飲ませるのです。これを1ヵ月間、毎日続ける。もし、赤ちゃんが水を飲まないときは、スイマグをおっぱいに混ぜて飲ます。そうしたら、赤ちゃんは嫌がらずに飲みます。

お乳をあげる時刻は、午前10時半以降がいい。生まれたときから朝食抜きの準備をやります(笑)。慣れたら、赤ちゃんは泣かないようになりますよ。

## Q 赤ちゃんでも板の上で寝かせるのですか。

A

そうです。必ず仰向けで寝かせること。うつ伏せ寝は突然死の恐れがありますから、絶対にいけません。

枕は幼稚園に行くまではいりません。もし枕が欲しいなら、袋に小豆を詰めたものをあてがってやればいいですな。夏はできるだけ裸で、産着を着せないほうがいい。冬も腹巻をさせない。おなかを包んだら便が滞りますから。

こういう育て方でしたら、本当に健康になります。しかし、産婦人科のお医者さんたちは、カニババには関心がありませんな。また、西式のようなお産をするのは、お医者さんにとってはものすごく重労働です。温冷浴やったり断食したりとね。今はそんなお産、お医者さんはやってくれないと思いますよ。

西式のお産をやれる助産婦さんは、全員うちに入院して西式健康法をやってますから、西式出産法をよく知ってます。だから安心して任せても大丈夫です。

Q

**母乳が出ない人を、出るようにする方法はありますか。**

A

お乳の出ないお母さんは、青汁をたくさん飲む。それと、温冷浴を毎日する。青汁にはものすごい栄養がある。自然の食品というものが、われわれを健康にするのですな。

Q 不妊症の人には?

A 子どもが欲しいのになかなかできない不妊症の女性は、食事量を減らすといいです。もちろん、栄養失調にならないように質のいいものを食べる。玄米や小魚、生野菜とか。それで、食事の量を3分の2から半分に減らす。そして、できたら1週間ぐらいの断食を繰り返す。そうすれば子どもができます。美食飽食をやっている人は、なかなか治りません。

卵を産まなくなった鶏は、3日間断食させると、羽が全部抜けて丸坊主になる。ところが、しばらくして羽が生えてくると、また卵を産むようになる。断食によって若返るのですな。人間も同じです。

# 世界のため人類に少食を

Q　**一般には、「1日30品目食べるとよい」といわれていますが？**

A　これは人間本位の身勝手な食べ方です。本来なら許されないことです。この問題について、誰も批判しないというのは一体どういうことでしょうね。なぜ30品目も必要になるのか。それは、食品を精製して栄養価の高い所を捨てているからです。

たとえば、玄米を食べるときには糠《ぬか》を捨てて白米にする。糠はビタミンB群や繊維質など栄養の宝庫です。小麦も精製して、黒パンではなく白パンにしてしまう。黒砂糖も精製して白砂糖にするから、ミネラルやアミノ酸を捨てることになる。魚も、チリメンジャコかメザシを頭から尻尾まで食べていたらいいのに、マグロの刺し身やブリの照り焼きを食べている。野菜も、葉っぱから根っこまで全部食べるようにすれば栄養満点なのに、栄養のあるところほど捨てる。

何も捨てずに「丸ごと食」なら、1日10品目もとれば十分です。30品目も食べる必要はありません。

私の見るところ、たくさんの種類を食べないといけないと思っているばっかりに、かえって食べ過ぎになって健康を害する人が多いですね。たとえば、風邪をひいたとか、ちょっと体調を崩したとしますね。すると食欲が落ちる。そのとき「ああ、今日はもう食べたくない。こんな日は断食しよう」と、断食をやりましたら早く回復するのに、「栄養つけなければ。1日に30品目食べないといけない」と思って無理して食べると、治るものもなかなか治らなくなってしまう。現代の栄養学に縛られて、かえって健康を害している見本ですね。

断食したら免疫力が上がることは、九州大学の久保千春教授が証明しておられます。たとえば、3日間の断食でリンパ球の免疫活性が高まってくるとか、白血球が多くなるとか、免疫に関係する胸腺とか副腎の重量が大きくなってくることがわかっています。ですから、体調が悪いときは断食すればいいのです。野生の動物も、具合が悪くなったら穴にこもって何も食べないでしょ。

そもそも食欲が落ちるということは、遺伝子がそういう警告を発してるからです。これは、生命が地球上に誕生してから38億年の間に、DNAにインプットされた知恵です。だからそのまま実行に移せばいい。それを、「食べなければ栄養がとれない」と思って、「食べろ、食べろ」とやっているのですね。

栄養学が発達する以前は、風邪をひいたら食欲がないから、今日はお粥だけとか、葛湯《くずゆ》を飲んだりとか、自然にやっていたわけでしょ。現代人がそれに素直に従わないのは、栄養学が大きな妨げになっているからです。何を食べたら何に効くとかといってるテレビ番組ばかりあって、そのとおりにやりましたら、一日中食べてもまだ足りませんよ。

Q **現代栄養学では、動物性タンパク質を重要視していますが。**

A 現代栄養学では、たくさん食べても太らない方法として、牛肉を食べるのがいいといってます。これは、牛肉に含まれるカルニチンという成分が、脂肪の燃焼を促進するからです。細胞の中のミトコンドリアがエネルギーをつくるとき、脂肪が燃えるわけですが、脂肪酸とカルニチンが結合すると、その脂肪が完全に燃えるということです。もし、カルニチンが不足したら、脂肪酸は完全燃焼できない。ですから、カルニチンの多いものを食べましょう、というわけ。それで、カルニチンが多いものはというと、牛肉です。「毎日牛肉を100g食べても脂肪が完全に燃焼して太らない」ということですね。まあ、理屈は一応あっています。

しかし、腹七分にしておけば、何も牛肉は必要ありません。腹いっぱい食べて太らない方法を考えているのですね。こんな都合のいい栄養学ってないですよ。

われわれが一生のうち（70年間）に牛をいったいどれくらい殺しているかというと、1億2700万人の日本人で、7億6600万頭殺している。1人で6頭という計算です。

牛肉を1kgつくろうと思ったら、8kgのトウモロコシが必要です。世界の牛肉の生産量は1950年には1900万トンだったのが、1990年には5300万トンまで増えてきた。ところが、それからは頭打ちです。なぜかというと、飼料が足らなくなったからです。牛や豚の飼料には、だいたいトウモロコシが使われます。トウモロコシは年間約6億トンできますが、そのうち4億トンが飼料にまわっています。日本は1600万トン輸入してまして、そのうち1200万トンが飼料になっています。もうこれで目いっぱいです。

また、もっとも豊富な動物性タンパク源である魚も、乱獲によって底をついてきています。1950年には1900万トンの漁獲高だったのが、1990年には8600万トンに増えた。ところがやはりそこからは横ばいです。もう資源が枯渇してきたのですな。

そこでどうしたかというと、養殖です。1990年には1300万トンだった養殖は、1998年には3100万トンになりました。毎年11％ずつ、ずっと増えてきているわけです。先進国では日本が一番多くて、80万トン。しかも、これは帆立貝とか牡蠣《かき》とかブリとか、贅沢な魚介ばっかりです。アメリカはナマズなどで45万トン、ノルウェーはサケが40万トン、インドネシアあたりはエビです。日本は世界のエビの漁獲量のだいたい3分の1、30万トンを輸入しています。

問題は養殖するためのエサです。エビを1kg獲ろうと思ったら、3kgの魚粉が消えます。これはね、サケも一緒です。ノルウェーの40万トンのサケには、その3倍の120万トンの魚粉が使われているのです。しかも、そのために起こる海洋汚染が深刻化しています。これは、400万人のノルウェー人の生活廃水汚染に匹敵するくらいの海洋汚染がある。そう考えると、養殖業の将来も決して明るくないわけです。

そうすると、動物性タンパク質はどこにありますか。いま地球上には67億の人がいますけれども、あと20年たったら78億になりますね。この78億の人たちは、動物性タンパク質をどうするのですか。そうなると、先進国でも、もう贅沢なことができなくなるわけです。

個人だけを見て何を食べたらいいかといっても、そんなものは、じきにかなえられなくなってしまいます。あくまでも公衆栄養学、つまり人類全体の利益を考えなければやっていけない時代がやってくるわけです。

こういうことをいわずにね、「牛肉食べろ」とか「動物性タンパク質をとらないといけない」とか、そんなことといってる栄養学者ばっかりです。「そんなことをいってるけど、もうそんなに食糧資源がないじゃないか！　どうするのだ！」というわけです。本当に健康を考えるなら、そのあたりのことから考えていかないと。これはもう政治家がやらなければいけないことですけどね、本当は。

西式健康法は「朝ご飯抜いて、食事を3分の2にしなさい。それだけでも十分にやっていける」といっている。西先生は、本当の意味で共生時代の栄養学を提唱しておられるわけですね。本当にあの方は先見の明があった。しかも、それによって健康になって、色々な病気にならないから医療費も節約できる。その点で、私はこの21世紀からが西式健康法の本当の出番じゃないかと思っています。特に、生菜食を実行したなら、野菜が5種類と生の玄米粉だけですむわけですよ。こうなったら、それこそもう食糧問題は完全に解決しますな。

われわれが白米飯を食べているということも、これは差別の栄養学です。つまり、白米飯なら1日に6合食べられますが、玄米でしたら4合が限度ですね。ということは、われわれは、やはりおいしいものを腹いっぱい食べようとして、わざわざ精製して栄養価を減らしているのですな。

玄米を食べるだけでもね、もう30品目はいらなくなります。半分でいけます。玄米の栄養というのは、それほど素晴らしいですからね。

こういう質素な食事がおいしくないと思うのは、食べ過ぎているからです。飢えていたらものすごくおいしいものです。私が朝4時に起きて、ずーっと何も食べずに仕事して、晩6時に最初の食事をします。そのときに生の玄米の粉を「何とおいしいんやろ」と思いますよ。寝るときから腹へってるうえに、朝起きてからずーっと水ばっかり飲んでるからね(笑)。

もっとも、難病で苦しんでいる人でしたら、どんなつらい少食もやりますけど、普通の方はね、なかなかそこまではつらいでしょ。そんな人は、まずとにかくご飯を玄米にすることです。付け合せは豆腐とカボチャなどの煮た野菜と、白身の魚なんかの炊いたもの。それに青汁1杯つければ、それで十分です。

# 第2部　健康養生法のコツ

**Q　玄米が体にいいのはわかりますが、残留農薬や重金属が気になります。それでも食べたほうがいいのでしょうか。**

A　今から40年くらい前になりますが、そのころは米を育てるのに水銀剤を使っていまして、玄米には白米の1・8倍もの水銀が含まれていました。それで、大阪の有害食品研究会で、白米と玄米を食べている人それぞれの、髪の毛に含まれる水銀を調べました。そうしたら、白米を食べている人が6・1ppmなのに対して、玄米を3年以上食べている人は5・9ppmと、こっちのほうが少なかったのです。

どうしてこういうことが起こるのかといいますと、玄米に含まれるフィチン酸が、有毒物質と結びついて外に出してしまうからです。それと、玄米食にすると、白米の3分の2の量で満腹感が得られるので、少食ですむ。少食ですむということは、それだけ体内に入る毒物も減らせるということです。

**Q　ご飯を玄米に変えてみましたが、正直いってあまりおいしいとは思えません。おいしく食べる方法はないでしょうか。**

A　玄米がおいしく感じられないのは、本当におなかが空いてないからです。本当におなかが空いたら、玄米と塩だけでもおいしく感じられます。玄米の味は、素味《そみ》といいまして、健康な人はその素味がわかります。どこか健康体ではないから、調味料が必要になるのです。栄養学なんか何にも知らないスズメでも、玄米と白米を置いていたら、玄米だけ食べていますよ。

Q　**やっぱり白砂糖より黒砂糖のほうがいいのですか。**

A　近ごろ黒砂糖が非常に高く評価されているのは、糖尿病の予防になるからです。愛媛大学の実験では、白砂糖を75g健康な人に食べさせて、30分後に血糖値を測りますと、インスリンが7倍になっていました。ところが、黒砂糖の黒い色素10gを混ぜて食べさせると、吸収がゆっくりになって、インスリンの量が2倍ですむ。膵臓に負担がかからないから糖尿病にならないというわけです。

Q　**油物や肉をできるだけ食べないほうがいいと聞いて量を減らしているのですが、もともと、かさつき気味の肌が余計にパサパサしてきてシワが増えたような気がします。**

A　野菜だったらお肌にいいと思って、食べ過ぎているのと違いますか。野菜も食べ過ぎたらいけません。特に煮た野菜をたくさん食べると、胃や腸が荒れて、肌荒れの原因になります。まずは腹七分目を心がける。それと、朝ご飯を抜いて半日断食をすることです。少食にして宿便が出ると、肌がいっぺんにつやつやになります。

水をたくさん飲むことも大事ですな。人間の体の70%は水です。ですから、水を飲むと新陳代謝がよくなって、肌もきれいになります。反対に水が足らないと、肌がどす黒くなったりカサカサしてきます。1日2ℓくらいを、ちびちび飲むのがいいですな。ただし、食事中や食後に飲んではいけません。胃液を薄めますからな。

温冷浴も肌がきれいになります。水とお湯に交互に1分ずつ、合計9回入る。これらを続ければ、友達にうらやましがられるくらいの美肌になります。間違いありません。

Q　**肉食はやっぱり体に悪いですか。**

A　量の問題もありますが、必要以上に食べると腸内細菌叢に悪い影響を与えます。全然食べないのは難しいですが、少しでも減らすように心がけたいものですな。

食べる肉の量を減らせば環境問題を改善するのにも役立ちます。いま世界には約15億頭の牛がいますが、その牛たちが、草地を荒らし土地を砂漠化しています。牛が減れば森林が砂漠化するのをある程度食い止められ、結果、二酸化炭素の増加が抑えられて、地球温暖化防止にも役立ちます。

また、世界には約8億もの飢えた人がいますが、肉食を減らせばその人たちをも救えます。たとえば、トウモロコシは1年に約6億トン収穫されていますが、そのうち4億トンは家畜の餌に使われている。ところが、牛の数が半分になれば、2億トンのトウモロコシが節約できる。その2億トンを8億の人に配ったらいいのです。1人、1日当たり600gのトウモロコシを配れば、それで2400キロカロリーありますから、1日のエネルギー量としては十分です。8億人で年間1億7520万トン。まだ余りがあります。

いま日本人は、1人当たり1日平均100gの肉を食べていますが、それを半分に減らす。そしてタンパク質は大豆や魚からとる。そうしたら、脂肪肝や糖尿病、痛風の患者も減り、医療費の節約にもなります。

**Q　現代の社会では、化学調味料で味付けされたものを口に入れずに生きていくのはほとんど不可能だと思います。精製・加工食品によるデメリットを減らす方法があったら教えてください。**

A　自然食を食べたら一番いいのですが、全部が自然食というのも難しいですな。そういうときは、水をたくさん飲むといいでしょう。水を飲むと、体の中の毒が尿と一緒に出ていきますね。あとは温冷浴。老廃物が出ていきます。一日断食もいいですよ。これも悪いものが外に出やすくなります。これだけやれば十分です。今の世の中、こういうことやらないと生きていかれないくらい、毎日悪いものを食べてますからな。

Q　**西式健康法では、水や柿の葉茶をたくさん飲むこととしていますが、漢方では水をたくさん飲むと水毒になってアトピーに悪いといわれているようです。この点について、どうお考えですか。**

A　これは、その考え方が間違っています。水を飲むと便通がよくなって腸がきれいになり、アトピーの症状はよくなります。ただし、よくなる前に一時、症状がひどくなることがある。この好転反応を水毒と見ているわけで、それを乗り越えなければ症状はよくなりません。必ず症状は改善されますから、安心して続けてください。

Q　**私たちがスーパーや八百屋で購入できる野菜は、毒性の高い硝酸《しょうさん》を多く含んでいます。生野**

**菜を食べると、この硝酸をたくさんとってしまうことになります。何かよい解決策はありませんか。**

A ほうれん草に窒素肥料をまくと、青々して見るからにおいしそうになりますね。でも、それが怖いのです。過剰な窒素肥料の使用によって、青菜に含まれる硝酸は体内で亜硝酸という毒になります。ですから、その毒を体に入れないようにするには、あまり青々としたほうれん草より、ちょっと青みが足らないくらいのものを選ぶといいですな。

では、硝酸が多いものを食べて、その毒を消すにはどうしたらいいのかというと、西式の裸療法です。あとは温冷浴と毛管運動です。毒は毛細血管のグローミューを通って体外に出ますから、悪いものを食べたときは、この三つをやると体に毒が回るのを防げるというわけです。

Q **私は便秘です。断食をするとお通じがよくなると聞き、一日断食を何度か試しました。でも、逆に断食するたびに便秘になってしまいます。**

A こういう人は腸の排泄機能が弱い（腸麻痺）。ふだんは食べ物で便を押し出しているわけですが、入ってくる量が少なくなると、腸が動かなくなります。ですから、断食するときは、スイマグを飲むと便通がよくなります。
スイマグを飲みながら一日断食を何度も繰り返せば、宿便がとれて、やがて腸麻痺もよくなります。ですから、こんな人ほど断食が必要です。
塩を多めにとることも大事です。断食のときに飲むすまし汁に、塩を多めに入れるといい。試しに一度、濃い塩水を起き抜けに1杯飲んでごらんなさい。半時間もしたらトイレに走りますよ。でも、これを毎日やると腸を痛めるからいけません。ご飯に塩を多めにかけて食べるのがいいですな。

Q **スイマグをずっと飲んでいますが、副作用はないのですか。**

A スイマグには、宿便を出す、腸の粘膜の傷を治す、腸内に発生したCO（一酸化炭素）の毒を消すなど、数々の効用があり、副作用もまずありません。ただ、気をつけないといけないのは腎臓病の人です。腎機能が衰えた人はミネラルの排泄が悪くなる。そうなると、スイマグのマグネシウムの一部が吸収されて、血液中のマグネシウム濃度が上がることがあります。そういう人は飲まないほうがいいでしょう。
でも、こういう人は腎臓病の中でも腎不全などごく一部の人。腎臓病でも、血液中のマグネシウム濃度が上がらない人は、続けて飲んでも問題はありません。

Q

**西式甲田療法では、食事中と食後3時間は、あまりたくさん水を飲んではいけないそうですが、私は何か飲み物が一緒にないと食事がのどを通りません。**

A

なぜ食事中に水をたくさん飲んだらいけないかといいますと、胃液を薄めるからです。胃を荒らすのですな。その結果、どういうことが起こるかいいますと、口内炎です。それから、口角炎。唇の端が切れるやつです。

それに、胃液が薄まると食中毒にかかりやすくなります。チフス菌や赤痢菌が入ってきても殺菌できません。たとえば、胃液のpHが1・5～1・8くらいだったら、赤痢菌が入ってきても心配ありません。ところが、食事中に水を飲むとpHが3とか4に薄まりますから、殺菌できないようになります。

そもそも、水を飲まないと食べられないというのは、本当におなかが空いていないからです。本当に空いていたら、水で食べ物を流し込むようなことはしません。よく噛んで、唾液で食べ物がドロドロになって初めて飲み込めるものです。

そういう意味では、お茶漬けもごまかしですな。特に口内炎ができやすい人は、胃を荒らしますから、お茶漬けはよくないです。

Q

**やせる方法はテレビや雑誌に山ほど出ていますが、私の悩みは太れないこと。食が細く、体力もありません。どうすればいいですか。**

A

こういう人こそ、朝食抜きが必要です。ただし、いきなり抜いてはいけません。体重が急激に減ってフラフラになります。まず、背腹運動を朝晩20分ずつ行なうこと。そうすると胃腸の血行がよくなり、栄養の吸収が向上します。

それから、1ヵ月に1回、一日断食です。そりゃ最初はつらいです。夕方になったら力が抜けて動けないようになります。でも、それを20回くらい続けると、だんだん楽になってきて空腹に強い体になる。そうなったら、1ヵ月に2回、10日に1回と、だんだん回数を増やしていくのです。

体が断食に慣れてくると、不思議なことに、食べてないのに太ってきます。つまり、宿便がとれて、胃腸の処理能力が上がってきた証拠です。そこまでいったら、もう朝食を抜いてもフラフラしないようになります。要するに、断食によって体質が変わったということですな。

Q **最近は、体質別にメニューを選ぶ健康法が多いようです。西式健康法には、そういった体質別の健康法という考え方はないのですか。**

A 西式でも体質ということをいっています。頭脳型、呼吸器型、筋肉型、消化器型の四つに分けられ、それぞれにふさわしい運動の仕方もあります。でも、そんなのは気にしないで、六大法則（平床・硬枕・金魚運動・毛管運動・合掌合蹠運動・背腹運動）をしっかりやっていれば間違いないです。

そもそも、同じ体質が続くことはありません。東洋医学では、陰性体質、陽性体質に分けて、それが一生続くかのようにいわれていますが、断食をやって宿便をとれば、陰性体質から陽性体質に簡単に変わります。体質を変えるには、合理的なことをやっていてはいけません。冷え性だからといって体を温めたら、確かにそのときは冷えないけれど、体質は変わりません。

断食がどうしていいかというと、非合理だからです。非合理なことをやると、体は死に一歩近づきますな。そうすると、生きようとして反発力が出てくる。その力が体質を変えるのです。

Q **現代人が食べ過ぎているという考え方は同感ですが、運動についてはどうでしょうか。たとえば1日1万歩といった目安はどうお考えですか。**

**A**　1日1万歩を歩くのは、確かに体にはいいと思います。問題はそれをいつまで続けられるかということです。健康法は、死ぬまで続けないと意味がありません。運動しているときは少々食べ過ぎても体にそう害はないのですが、歩かないようになったときの食事量が問題です。運動しなくなったとき、今までと同じように食べてたら、問題が出てきます。

また、歩くことは全身運動といわれますが、使う筋肉はやはり限られています。だから、ダンベル体操なんかを併用して、全身の筋肉を万遍なく動かすようにするほうがいいでしょう。

**Q　金魚運動が自動にできる電動式の機械もありますが、それを使ってもよろしいですか。**

**A**　あんまりやると足首を悪くするから注意しないといけません。機械にかかる場合は、みんな油断して足首に力を入れてないのですな。力を入れてやる場合はグラグラしませんが、寝ながら楽に機械にかかっていると、足首がグラグラして、あれで足首が故障する。やはり自力でやるのが一番です。機械では背筋を鍛えることができないし、背骨の狂いは治りません。

**Q　足でなく腰が動く金魚の機械はどうでしょうか。**

**A** あんまりかかり過ぎは、かえってマイナスになります。せいぜい5～6分ぐらい。背骨を左右に振ってばっかりだと、酸性に偏ってきますからね。しかし、腸捻転とかの予防と治療のためには、30分くらいやるのは効果があります。

**Q** **西式の体操をいろいろ試してみたのですが、毛管運動は腕と脚が疲れます。とても1分もできません。どのくらいすればいいでしょうか。**

**A** 毛管運動が続かない人ほど、毛管運動が必要です。まずは20秒から始めて、徐々に時間を延長していくと、1分間くらい楽にできるようになります。3分間できたら一人前ですな。毛管運動をやる前に脚絆療法をやっておくと、脚の疲れがとれて楽にできるようになります。

**Q** **背腹運動には準備運動があるようですが、準備運動は必ず必要ですか。**

**A** 準備運動はぜひともやってください。首の骨の狂い（特に頚椎の7番）を矯正するには準備運動が必要です。頚椎の7番が整うと、酸性体質がアルカリ体質に変わるのをはじめ、数えきれないほど効果があります。面倒でも、やっただけのことはあります。

## Q　ダイエットに失敗ばかりするのですが。

A　やせようと思ってダイエットして失敗するのは、大抵いきなり食事量を減らすからです。これだと、よく持って3ヵ月ですな。するともう我慢できなくなって、食べ出したらブレーキがききません。体重が戻ってしまうだけならまだしも、ひどい場合は、食べては吐いて、食べては吐いてとするようになる。このごろは、そういう摂食障害の人がものすごく多いですよ。

ですから、いきなり朝食抜きとか急激なことをしてはいけません。間違いなく失敗します。まずは3食を食べながら、それ以外のつまみ食いを減らします。最初は夜食。徐々に減らして、慣れてきたらやめる。その次は間食。これもやめられたら、次は夕食の量を減らします。夕食が腹七分で満足できるようになったら、それから朝食を減らしていく。ここまでいくのにだいたい1年かけます。それからです、朝食を抜くのは。これでしたら絶対に失敗しません。

夕食は、夜7～8時までにはすませたほうがいいです。遅くまで仕事をして、夜10時や11時を過ぎてからドカーンと食べて、そのまま寝てしまう人がありますが、それでは安眠できません。朝までずっと仰向けに寝られるかどうかが問題ですね。

うつ伏せになったり横向きになったりするのは、おなかにまだ食べ物があるからです。本当におなかが空いていたら、朝までおとなしく仰向けで寝られるものです。というのも、おなかに物が入っているとガスが出ます。そうすると、胃の中にガスが充満して苦しくなってくるから仰向けに寝られないのです。ですから、横向いたり、うつ伏せになったりするのです。

それから、必ず夢を見ます。もし夜遅くに肉や卵なんかを食べて寝た場合は、悪いガスが出ますから、怖い夢を見ますよ。

Q

**ダイエットのために、何日もほとんど食べないことがありました。これも断食に入るのですか。また、食べないと胃が小さくなって食欲がなくなってしまうのですが、どうやって元の食生活に戻せばいいのでしょうか。**

A

ダイエットのために食事を減らしたり抜いたりするのも、体が飢餓状態になるという意味では断食と同じです。その結果、断食にしろダイエットにしろ、体が少食に適応しようとしてだんだん食べられない状態になるのです。食べないと胃が小さくなるというのは、胃の容量そのものが小さくなるわけではありません。内臓はそう簡単には伸びたり縮んだりはしません。

では、どうして食べられないかというと、胃は平滑筋と呼ばれる筋肉でできており、その筋肉が収縮と弛緩を繰り返して食べたものを消化します。ところが、あまり食べない状態が続くと、胃の筋力が衰えて、食べ物が胃に入ってきても、消化力を十分に発揮できないのです。

食事を受け付けなくなったときに、一度にたくさん食べたら、体がついていかなくて胃を壊します。徐々に食べる量を増やすようにしてください。たとえば、最初の10日間は、いま食べている量より100キロカロリー増やす。その次の10日間でまた100キロカロリーというように、10日ごとに100キロカロリーずつ増やして、もとに近づけていきます。

また、ひとりでやる断食は、朝食抜きの半日断食か、週に一度の一日断食までにしたほうがいいでしょう。3日以上水だけで過ごす本断食は、確かに効果は高いですが、それだけ危険も伴います。胃潰瘍があれば、さらに悪化する場合もあるし、心臓の病気があれば、不整脈を起こして心筋梗塞につながる場合もあります。断食中は、体が治療に向かう過程として、もともとあった病気が一時的に悪化しやすくなるものです。ですから、本断食をする場合は、必ず専門家のもとで行なってください。

確かに、断食はあらゆる病気に効果があります。でも、体質や年齢に合ったやり方をしなければ、危険が伴うことも事実です。また、断食から普通の食事に戻すまでの「復食」も大事です。胃にやさしいお粥から、徐々に普通のご飯にしていくことが必要です。

Q

**プロポリス、アガリクスなど免疫系を強める健康食品を愛用しています。甲田先生は、こういった食品についてどうお考えですか。**

A　いま流行のものですから、使うなとはいいません。ただし、人間は貪欲なもので、体にいいからと、何倍にも濃縮したものを使ったりします。これが問題です。なんでも極端に多くとったらいけません。自然のまま食べるのが一番。シメジやマイタケなどを、そのまま食べていたらいいのです。

Q　**紫外線が皮膚ガンの原因になるといわれていますが、日光浴はしないほうがいいのですか。**

A　西先生がいつも、夏の皮膚の健康でいわれたのは、「必ず帽子をかぶれ」「夏でも長袖のシャツを着なさい」ということ。皮膚は紫外線に非常に弱いということをよく注意されました。最近は現代医学もそのように変わってきましたね。もっとも、必ずしも紫外線が絶対いけないわけじゃない。西式では日光浴も大切ですが、最初は、5分以上の日光浴をしてはいけませんといっています。

初日は足首から下を5分間だけ、2日目は膝下を10分間、3日目は下半身を15分間、4日目は腹から下を20分間、5日目は肩から下を25分間を日に当てる。これ以上はやらない。このとき顔は一切太陽に当ててはいけません。頭もすべて包みます。この方法は、風邪をひきやすい人が皮膚を鍛えるのにいいです。

昔は、皮膚をこんがり焼いたら風邪をひかないといわれていました。しかし、そんなことをやれば肌がボロボロになります。時間を決めて合理的に日光浴をすれば、肌も体も健康になります。西式では、こういう方法で日光浴すれば健康になるが、それ以上に紫外線を受けたらダメだといってるのですな。もし紫外線を受ける場合は、柿の葉茶をしっかり飲んだらいいのです。

今の地球の環境は、オゾン層が破壊されて無茶苦茶ですよ。紫外線がこれまで以上に地上にまで届いていますからね。これからは皮膚ガンが増えます。これは活性酸素の問題です。紫外線を受けると、われわれの皮膚の中に活性酸素がいっぺんに増える。それで遺伝子がやられてガンになるのですね。

だからわれわれが紫外線を受けてもガンにならないためには、活性酸素の毒を消すものが必要です。これがビタミンCやビタミンE、βカロチンなどですね。それには青汁が一番です。そしてなによりも活性酸素を増やさないためには、ストレスを避けることです。心配事があったら、それだけで活性酸素が増えます。暴飲暴食もいけません。

ここで注意することは、野菜がいいからといって、野菜を食べ過ぎたらいけないということです。特に煮た野菜を食べ過ぎると、血液がアルカリになって、白髪がいっぺんに増えますよ。

Q **衣類に関する注意点や、体にいい衣類の条件を教えてください。**

A 化学繊維はいけません。皮膚呼吸を妨げます。できれば、木綿や絹なんかの天然の繊維がいいです。

あと、できるだけ薄着にすることです。メッシュ状になったエアーネットシャツというのがありますが、それなんかがよろしい。できるだけ、そのシャツ1枚で過ごすようにすると、皮膚呼吸を促進してガンの予防にも役立つのです。裸療法と温冷浴をやりましたら、冬でも薄着で過ごせる体になります。

Q **母乳にダイオキシンが蓄積すると聞きますが、それでも赤ちゃんに母乳を与えたほうがいいのでしょうか。**

A やっぱり、母乳をやったほうがよろしいな。

質の高い母乳にするには、食事に気をつけないといけません。動物性の食品は、小魚や貝類をとる。あと、海藻なんかをしっかりとることです。

それと、体に蓄積されたダイオキシンを排泄するためには、一日断食や半日断食をやることです。これらは妊娠中や産後に行なってもかまいません。「断食して母乳が出なくなるのでは」と心配する人がいますが、実際は逆。母乳にはプロラクチンというホルモンが関係していますが、断食によって宿便がとれると、ホルモン分泌が促進されて、母乳がよく出るようになります。

Q

**以前、住んでいた家は高圧送電線の近くにありました。送電線の近くに住んでいる子どもは白血病などにかかりやすいと聞いて心配でたまりません。電磁波はどこまで体に影響があるのでしょうか。携帯電話も心配です。**

A

電磁波が健康に害を及ぼすという報告は、たくさん出ています。スウェーデン・カロリンスカ研究所は、高圧送電線の300メートル以内に住み、2ミリガウス以上の電磁波にさらされる子どもは、それ以下の磁場の所に住む子どもに比べて、白血病にかかる危険性が約3倍になると報告しています。それも、送電線に接近し、電磁波が強くなるにつれて白血病にかかる危険性が増えている、と。最近、世界保健機関（WHO）が行なった調査でも、高圧線の近くの電磁波が強い所に住む子どもは、小児白血病にかかるリスクが高くなると発表しています。

電磁波を出すのは、何も高圧送電線だけではありません。身の回りの電化製品からも出ています。中でも、発する電磁波が強くて頭の近くで使う製品は要注意ですな。たとえば携帯電話、電気カミソリ、ヘアドライヤーなどです。頭の近くで使うことで脳波を乱しやすいと考えられます。

それぞれの電化製品が、どれくらいの電磁波を出しているのか測定したデータがありますが、携帯電話で15～２００ミリガウス、電気カミソリで４～６００ミリガウス、ヘアドライヤーになると50～７００ミリガウス。送電線より強いくらいです。

電気毛布などの体に密着させる電化製品も要注意です。１９９５年に米国で発表された論文では、妊娠初期の３ヵ月間、電気毛布を使っていた母親から生まれた子どもに、先天性の尿道異常が10倍の危険度で見られたということです。

電磁波は人間の体内でも発生しております。脳や神経の活動は電気的なものですから、電磁波も出ています。そういうものがどうして体に害を与えないかというと、量の問題。体に害を与えるといわれている電磁波は、体内で発生するものの１００万倍も強い。だから体内で熱を出させ、生理機能をかき乱して、免疫力を下げる可能性があるのです。君子危うきに近寄らずで、できるだけ電磁波を遠ざけるほうが賢明でしょうな。

とはいえ、電磁波を１００％遠ざけるというのも現代生活では無理がありますな。よって、血液循環をよくして、有害な成分をできるだけ早く体外に出すという考えがいいでしょう。温水と冷水に交互に入る温冷浴や裸療法をやって、血液の循環がよくなると、有害物質で悪影響を受けた血球が脾臓で壊され、老廃物となって早く体外に排出されます。

それから、抗酸化作用があるビタミンCやビタミンE、βカロチンなどを十分にとるのも大事です。これらは、やっぱり食事からとるのが理想ですな。

Q **私はヘビースモーカー。できれば禁煙したいのです。何度かトライしていますが、うまくいきません。**

A 禁煙は決断です。本数を減らしてもすぐに元に戻る。すっぱりやめるほうが簡単ですな。

私も昔はよく吸っていました。学生のころです。「医者になるんだから」と、何度やめようとしたことか。そのたびに失敗して、最後は仏壇にタバコ1本供えて死にものぐるいで決心した。それからはもう吸っていません。そら、やめた明くる日は長い長い1日でしたけどな。そのとき供えた最後の1本は、今でも仏壇にあります。

タバコの中の過酸化水素いうのは活性酸素ですから、体に悪いことは間違いないです。1本吸うごとに動脈硬化に近づいているようなものです。あと、ビタミンCも1本吸うごとに25㎎失われるといわれています。タバコは、百害あって一利もありません。

**Q** お酒が好きで毎日晩酌をします。以前は少し飲むと顔が赤くなり、心臓もドキドキしていたのですが、だんだん顔にも出なくなり、お酒に強くなったように思います。どうしてこういうことが起こるのですか。

**A** こういう人は、お酒に強くなったように勘違いしがちですが、本当はそうではありません。ただ、体がお酒に反応しなくなっただけのことです。

そもそも、お酒に強いか弱いかというのは、遺伝子レベルで決まっています。日本人のうちの50%が最初から酒が強い人、40%が最初は飲めなくても徐々に飲めるようになる人、残りの10%がまったく飲めない人です。

それに比べて、白人と黒人は100%お酒に強い人です。人種が分かれたあとで遺伝子に変化が起こり、こういう違いが出てきたのですな。

では、酒が飲める人と飲めない人のどこが違うかといいますと、アルコールを飲んだときにできるアセトアルデヒドという物質を分解する酵素の働きが、強いか弱いかの違いです。

もっと詳しくいいますと、アルコールを飲むと、肝臓のアルコール分解酵素によって、まずアセトアルデヒドという物質になります。この第一段階のアルコール分解酵素は、日本人でも100%持っています。次にそれが、アセトアルデヒド分解酵素によってさらに分解されて酢酸になり、最終的には二酸化炭素と水分になるのですが、その第二段階であるアセトアルデヒド分解の働きが強いかどうかで、酒に強いか弱いかの違いが出てくるのです。

アセトアルデヒド分解酵素の遺伝子は、父親由来のものと母親由来のものの二つを持っているのですが、遺伝子が二つとも強い場合は酒が強い人。一方が不活性の場合はあまり飲めない人、二つとも不活性の人はまったく飲めない人、となるわけです。

このうち気をつけないといけないのは、最初はあんまり飲めなかったけど、だんだん飲めるようになった人です。これを、酒に強くなったと思ったら大間違いです。時間がたっても血中のアセトアルデヒドがなかなか分解しないのは、以前と一緒。強い遺伝子は一つしかないのだから、体が鈍感になって、アセトアルデヒドが残っていても顔が赤くならなくなっただけのことです。

アセトアルデヒドは発ガン物質ですから、それが長い間分解されないで体内にとどまったらどうなるか。たとえば、アセトアルデヒドがゲップとなってのどに出てきますな。それを飲み込むと、喉頭ガンや食道ガンにかかりやすくなるのです。そうしたガン患者の72%は、あまり飲めない人というデータもあります。

ですから、もともと酒があまり飲めない人は、酒を飲んだ10時間以内に水をいっぱい飲んで、アセトアルデヒドを薄めることです。ビールなら飲んだ量の2倍、それ以外のお酒なら3倍程度飲むといい。また、青汁やトマトジュースは分解を早めます。

ですけど、これだけの水を飲むのはたいへんですよ（笑）。まずは飲み過ぎないことが大事です。

Q　**友人は、10時に寝ると体の調子がいいといっていますが、私は夜型なので、たいてい夜中の1時か2時にならなければ眠れません。人間の体のリズムからいうと、何時に寝て何時ごろに起きるのがもっとも体にいいのですか。**

A　睡眠時間が多いほど疲れがとれるかというと、そうではありません。何時に寝て、何時に起きるかということが大事です。
平均睡眠時間は、だいたい6〜8時間くらいですな。そのうち、午前2時がその睡眠時間の真ん中にくるように眠ると、生理学的にもっとも質のいい眠りが得られるといわれています。6時間睡眠の人ですと、夜11時に寝て、朝5時に起きる。8時間睡眠の人ですと、夜10時に寝て朝6時に起きる。というのも、人間の生体リズムからいうと、午前2時前後がもっとも脳が休まる時刻。そこを真ん中に持ってくると、脳の疲れがとれて、体もすっきりするというわけです。夜中の2時過ぎまで起きていて、昼まで寝るというような睡眠のとり方だと、睡眠時間としては足りているように見えますけど、決して質のいい眠りとはいえません。時間はたっぷり寝ているのに疲れがとれないというのは、床に就く時刻に問題があるのですな。

そもそも、睡眠時間が少なくても満足できる人と、たくさん眠らないと寝たような気がしない人がいますが、これには食事の量が関係しています。食事の量が少ないほど、短い睡眠時間でも、質のいい眠りが得られるようになります。というのも、食事の量が多いとそれだけ食べた物が完全燃焼できず、燃えカスである疲労物質が血液中にたまって血液が酸性に傾きます。それをアルカリ性に戻すには、長く眠って疲労物質を燃焼させる必要があるのですな。

少食でしたら血液があまり酸性に傾かないため、長く寝る必要はありません。運動した後に眠くなるというのも、血液中に疲労物質がたまって酸性になるからです。

また、心のあり方も眠りに関係してきます。怒ると自律神経が交感神経優位になりますが、同時に血液が酸性に傾き、体が長い眠りを欲するのですな。緊張したり、イライラしたときも同じです。ですから、いつも平常心でニコニコとしていれば、副交感神経が優位になって、血液が酸性に傾きにくくなり、少ない睡眠時間でも十分に満足感が得られるというわけです。

血液の酸性とアルカリ性のバランスが大きく崩れれば、自律神経失調症になってしまいます。自律神経は、体のあちこちに張り巡らされているので、自律神経失調症になると、風邪をひきやすい、肩が凝る、頭痛がする、眠れないなど、いろんな症状が出ます。そういうときは、西式の背腹運動をやるといいです。この背腹運動は、20分間行なうだけで1時間の睡眠に匹敵するので、少ない睡眠時間でも体の疲れがとれます。

Q **最近、よく脚がつります。寝ているときに急にふくらはぎがつって目が覚めたり、帰宅後に足の裏がつることもあります。脚がつるのはカルシウム不足と聞いたことがあるのですが、本当ですか。**

A 脚がつるのはカルシウム不足といわれてますが、本当はそうではなく、栄養の過剰です。特に甘いものの食べ過ぎ。これが大きな原因です。

なぜかといいますと、甘いものを食べると、小腸で素早く糖分が吸収されて、血液中にブドウ糖が増えます。そうすると、その栄養分を薄めようとして、リンパ管や細胞から水分が運ばれ、毛細血管やそのバイパスであるグローミューの血液量がいっぺんに増えます。そうすると当然、脚の筋肉の毛細血管やグローミューも充血してくるので、体はその血液を心臓のほうにいち早く押し戻そうと筋肉が収縮します。その収縮が、こむらがえりです。つまり、充血を治そうとする生理的な反応です。

人間、疲れたときは甘いものが食べたくなりますが、そんなときに甘いものを食べ過ぎると、必ずといっていいほど脚がつります。また、塩分のとり過ぎでも、浸透圧によって血液中の水分が増えて同様のことが起こります。ですから、糖分と塩分のとり過ぎは要注意です。

こむらがえりは、糖尿病や肝臓病、特に肝硬変の症状の一つでもあります。というのも、これらの病気にかかっている人は、グローミューが阻害されているので、集まってきた血液をうまく処理できないのです。それで、痙攣させて解消しようとして頻繁に脚がつるのです。

こむらがえりの対処法としては、西式の毛管運動やウォーキングがいい。これらの運動で全身の血液循環をよくして、毛細血管やグローミューの充血をとったら早く治ります。夜中に脚がつったら、痛いのをちょっと我慢して部屋の中を歩いてみてください。つま先を引っ張る解消法より、よっぽど効果がありますよ。

Q **睡眠時無呼吸症候群といわれました。いびきがひどく、家族にも迷惑をかけているようですし、自分自身も昼間は眠くてたまらず、仕事もはかどりません。なんとか治す方法はないでしょうか。**

A 睡眠時無呼吸症候群というのは、一晩の睡眠中に10秒以上の無呼吸が30回以上起こる病気です。そのため、十分な睡眠がとれず、昼間に眠気や集中力の低下が起こってきます。そうなると、当然仕事にも影響が出てきますな。また、居眠り運転で重大な事故を起こしやすくなるので、放っておくと生命に危険が及ぶ場合もあります。

この病気の原因は何かというと、のどの腫れです。それを引き起こすもっとも大きな要因が、肥満です。肥満によって上気道の軟部組織に脂肪がついて、閉塞状態が起こります。睡眠時無呼吸症候群の人は、ほぼ100％いびきをかくのはそのせいです。のどが狭くなって粘膜が振動します。ですから、まずは食事の量を減らして、やせることが先決です。

それから、西式の考え方でいえば、のどの不調には足の故障が関係しています。食べ過ぎるとまず、足首に炎症が起こるのですな。足首とのどには密接な関係がありますから、それによって扁桃腺が腫れる。扁桃腺の腫れによって気道が狭くなり、睡眠時無呼吸を引き起こす場合があります。

足首の故障を治すのもやはり少食です。できれば腹七分目にして、しかも菜食主義にするといい。食べる量を減らせば体重も減らせるし、一石二鳥と違いますか。

それから、こういう病気にかかる人は体のバランスが崩れておりますから、自律神経を整える背腹運動を1日2回、できれば朝と晩にそれぞれ20分くらい行なってください。手足を細かく振動させる毛管運動も効果があります。これは1日3回、1回3～5分くらいやるといいですな。

Q **季節の変わり目になると体調を崩しがち。自律神経の調節機能が弱いのだと思います。どんなことをすればいいでしょうか。**

A 秋や春の気温差が激しいときは、自律神経が乱れやすいわけです。それを治すには、温冷浴を朝晩やるといい。温冷浴をやってましたら風邪もひかないようになります。あとは、半日か一日断食をすること。自律神経が乱れやすい体質というのは、宿便がたまっているからです。ですから、断食をして、スイマグを飲んで、宿便を出す。そしたら、季節の変わり目にもびくともしない体になります。

Q **子どもが気管支喘息。温冷浴に挑戦させたいのです。どんなやり方がいいですか。**

A 喘息は、副交感神経が過緊張になるために起こります。ですから、温冷浴では、交感神経を緊張させる冷水浴に長めに入るといい。あとは駆け足をさせること。喘息の発作はたいてい夜中に起こりますが、これは、夜中に副交感神経が緊張するからです。それを抑えるためには、寝る前に駆け足をさせて、交感神経を緊張気味にさせることです。

発作が起きたときは、胸椎の3番の位置をげんこつでトントンと叩きます。胸椎の3番は、ちょうど肩甲骨の間くらいです。1分に180回くらい叩くと、次第に交感神経が緊張して発作が治まってきます。そして胸にカラシ湿布を行なうといいでしょう。

Q

**私の平熱は35・1〜35・3℃ぐらいです。今年になってもう3回も風邪をひいてしまいました。昨日も顔が真っ赤で頭痛がひどいのに、熱は36・5℃。低体温は健康上の問題があるのでしょうか。すぐに風邪をひくのは低体温だからでしょうか。**

A

これは肝臓が弱っているのでしょうな。肝臓は、小腸から送られてきた栄養素を分解して熱をつくる臓器。ここが弱ると体温調整がうまくいかないのです。

それには、食べ過ぎ、特に甘いものやアルコールの過剰摂取が関係しています。たとえば、まんじゅうを5個くらい一度に食べたとすると、体の中に熱源となるブドウ糖が入ってきて体温が上昇します。すると、肝臓はもう体温を上げる必要がないと判断して、熱をつくるのをさぼり出します。でも、甘いものが切れると体温は下がるわけですから、また甘いものが欲しくなる。そうしているうちに、肝臓の機能は弱ってしまいます。

また、頻繁に風邪をひくのも、肝臓の機能が落ちて免疫力が下がっている証拠です。肝臓は、栄養素の分解と合成する以外に、毒素を解毒する作用もあります。この働きが十分でないと、風邪などの感染症にもかかりやすくなるのですな。

低体温は冷え性とも関連しております。冷え性は毛細血管のバイパスであるグローミューがうまく働いていない状態です。人間の表皮は通常約33℃に保たれており、外気温が下がれば、表皮直下の毛細血管がギュッと縮んで、体の熱を外に逃がさないように調整します。このとき、普通ならバイパスが開いて血が通うので、体温が保たれ冷えることはありませんが、冷え性の人はバイパスが働かないから血が通わない。だから、冷えるし、体温も下がるわけです。

東京大学医学部第一内科の教授だった吉利先生が実験しておられますが、氷水に手をつけると、最初は手の表面温度は下がりますが、しばらくすると徐々に上がってきます。つまりバイパスが開いて血液がそっちに流れ、温度が保たれるということですな。

バイパスの故障も、甘いものやアルコールのとり過ぎが原因です。改善するには、まず少食。そしてお湯と水風呂に交互に入る温冷浴です。室内で窓を開けて、裸になる時間と服を着て温まる時間を交互に繰り返す裸療法もいいですな。

もっとも、本来、われわれの体は体温が少し低いくらいがいいのです。朝は35・8℃、夕方36・3℃もあれば十分。肝臓さえ丈夫なら、少々体温が低くても冷えを感じないようになります。筋肉をつけて基礎代謝を上げれば体温は上がりますが、肝臓が悪いままで筋肉だけ鍛えても、根本的な解決にはなりません。

体温をむやみに上げるのは、それだけ脈を増やすということ。人間が一生の間にどれだけ脈を打つかは決まっているという考えもあります。運動をたくさんして無理に体温を上げるのは、死に急ぐようなものです。

**Q 低血圧で困っています。高血圧に関する情報は多いですが、低血圧に関しては少ないようです。どんな生活をすると改善されますか。**

A 低血圧の人は、筋肉が弱いです。ですから、血管を支える力が弱くなって血圧が下がる。血圧を上げるには、まず手足の筋肉を鍛えるといい。手足の筋肉を鍛えると、静脈血を心臓に向かって押し戻す力も強くなるのです。

それには毛管運動。仰向けに寝て手足を垂直に持ち上げ、細かく震わせます。1日3回やるといいです。腕立て伏せもいい。1日に、できたら100回くらいやるといいです。足を鍛えるには、駆け足を1日30分。なにも外でやる必要はありません。家の中でやってもいいです。

あとは、冷水と温水に交互に入る温冷浴で、血管を、拡大・縮小させる。そして、朝食抜きの半日断食で宿便を出す。低血圧の人は立ちくらみをすることが多いですが、これは腸内のガスが原因です。宿便をとって、腸のガスがなくなったら、立ちくらみもなくなります。

筋肉をつくるためにはタンパク質も必要です。玄米、豆腐、魚からとるのがいいでしょう。魚をとると血液の量も増えます。低血圧の人は、血液を増やすことも重要です。塩を多めにとるのも大事です。血液中のナトリウムが増えると、浸透圧が高くなり、これを薄めようと細胞から水が浸透する。すると血液量が増えて、血液を送り出す圧力が増えるのです。高血圧の人は塩分をとり過ぎたらいけないといわれますが、その逆です。普通は1日15gくらいまでが限度ですが、低血圧の人は20gくらいとってもよろしい。

Q **顔や背中に吹き出物がよく出ます。しかも、ときどき膿んで大きくなり、皮膚科で切開してもらったことも、二、三度あります。こういう吹き出物体質は、どうしたら変えられますか。やはり「酸性体質」なのでしょうか。**

A 吹き出物を治すのは簡単です。宿便をとったらいっぺんにきれいになります。宿便というのは、胃腸の処理能力を超えて食べ過ぎたために、消化管に停滞してしまう排泄物のことです。宿便が腸の中で停滞すると、そこで腐敗して活性酸素を出します。活性酸素は体の毒ですから、その毒を体の外に出そうとして吹き出物が出るのですな。

毒は活性酸素だけじゃない。食品添加物も怖いです。今の加工食品には、酸化防止剤やら乳化剤、膨張剤など、たくさん含まれています。試しに、コンビニで買ったお菓子の裏の表示を見てください。こんなにいっぱい食品添加物が含まれているのかと、びっくりしますよ。あんなものを食べていたら、毒がたまって当たり前です。

まず、そういう悪いものを断食によって排除し、あとは完全菜食にすることです。野菜と玄米中心の食事を、試しに3ヵ月ほど続けてみてください。それはもう驚くほど肌がきれいになります。肉や卵などの動物性の食品や、甘いものなどをとったらいけません。動物性の食品は体の中で腐敗しやすく、それが吹き出物を引き起こすのです。

また、甘いものを食べると血糖値が上がりますな。そうすると、皮膚にばい菌が繁殖しやすくなって、膿みやすくなります。顔の真ん中にできて、膿んで痛む「めんちょ」なんかは、あきらかに甘いもののとり過ぎが原因です。カミソリ負けも同じです。甘党の人に多いですな。

断食といっても、いきなり何も食べないのは無理という人も多いと思います。そこで私が新しく考え出したのが、果物を食べながら行なう断食です。青汁1合とリンゴ1個にミカン1個を、1日に2回食べる。ミカンは、夏ミカンやグレープフルーツでもいいです。これで、1日約500キロカロリーです。ほかに、1日に食塩を5g、スイマグを朝に20㎖、水や柿の葉茶を1・5~2ℓ飲んでください。

この断食は、水しか飲まない本断食や、これまで私の医院でやっていた1日200キロカロリーのすまし汁断食なんかと比べて、空腹感が少ないので楽に続けられます。ただし、胃潰瘍や十二指腸潰瘍の人はやらないこと。途中でムカムカしたり、吐き気がする場合はすぐに中止して、お粥をすることです。

確かに、酸性体質の人は吹き出物が出やすい傾向にありますが、体質はずっと続くものではありません。動物性の食品や甘いもの、アルコールなどのとり過ぎによって、そういう体質になるのです。ですから、それらの食品を控えて、腸内の宿便をとったら、体質は徐々に変わっていきます。

**Q 私はうつ傾向が強く、ちょっとしたことでもすぐ落ち込みがちです。うつ気味の場合の対策は、どうすればいいですか。**

A うつ病というのは、肝臓が弱っている人がなります。鈍重《どんじゅう》肝臓というやつですな。生きるに値すると感じられるかどうかは、肝臓にかかっているといってもいい。肝臓が丈夫な人は、たとえどんなにどん底に落ちても、はい上がってくる気力があります。

肝臓が悪いのに抗うつ薬を飲んだら、余計に肝臓やられますよ。少食と断食で宿便をとってから、裸療法・温冷浴・背腹運動をやり、まずは肝臓を治さないといけません。

Q **断食は、うつ病や神経症、パニック障害など心の病気にもいいのでしょうか。**

A 断食は万病に効きます。必ずよくなります。でも、問題は好転反応です。こういう人は、断食を始めると余計に不安になったり憂鬱になったりしやすい。また、肩凝りや頭痛が出てくる人もいます。そういうときにやめてしまっては、病気はよくなりません。ですから、こういう病気がある人は、しっかりした良い指導者のもとでやることです。そして、好転反応を、病気が治ろうとしている証拠ととらえ、喜んで受け入れることが大事です。

Q **最近、物忘れがひどくなり、昨日何をしていたかもすぐに思い出せません。若年性健忘症ではないかと思うことすらあります。物忘れを防ぐには、どうしたらいいでしょうか。**

A 物忘れの原因のひとつは宿便です。腸内に宿便があると、活性酸素が出ます。その活性酸素が、赤血球の細胞膜を酸化させ、過酸化リン脂質という悪玉物質を増やします。

赤血球は、脳に酸素を渡す役割をしているのですが、過酸化リン脂質が増えると、赤血球の細胞膜が硬くなって、ヘモグロビンが脳内にうまく酸素を供給できないわけです。これが物忘れにつながるのですな。

東北大学医学部の宮沢陽夫助教授の実験でも、アルツハイマー痴呆症の人は、過酸化リン脂質が普通の人の2～3倍もあったという結果が出ております。過酸化リン脂質を減らすには、まず断食で宿便をとること。それからβカロチンです。βカロチンは強い抗酸化作用がある栄養素です。これを十分にとることで、体内の過酸化脂質が減り、物忘れも改善できるというわけです。

βカロチンが多いのは、ニンジンやカボチャなどの緑黄色野菜。ですから、物忘れを防ぐには、ニンジンの汁を飲むのがいいのです。それと青汁ですな。それぞれ1日に180㎖ずつくらい飲んでいたらいいですよ。

**Q**

**ストレスから、「潰瘍性大腸炎」になってしまいました。今のところ、症状は治まっていますが、主治医からは、よくなったり悪くなったりを繰り返す病気で、完治することはないといわれました。本当に治らないのでしょうか。**

**A**

潰瘍性大腸炎は、現代医学ではストレスが原因かのようにいわれていますが、西式健康法の考え方では、食べ過ぎが原因です。特に、牛乳・肉・卵のとり過ぎがいけません。つまり、食事の欧米化が、この病気を増やしているといえます。

実際、潰瘍性大腸炎にかかる人は年々増えており、１９８６年には5万３２００人だったのに、今では10万人以上おります。ここ20年ほどで倍に増えているわけです。

食べ過ぎがどうしていけないかといいますと、腸内で処理しきれなかった食べ物の残りカスが腐敗して、悪玉菌のウェルシュ菌やバクテロイデス菌、クロストリジウム菌などが増えるのですな。これらが腸の粘膜に悪さをして、炎症を起こすわけです。実験でも、これらの菌を取り除くと、腸の炎症が起こらないことは確認されています。それだけじゃありません。食べ過ぎで腸内に腐敗が起こると、カンジタなどのカビが増えて、腸の粘膜を破壊することもあるのです。

では、腸内の善玉菌を増やすにはどうしたらいいかといいますと、完全な菜食にすることです。朝食は抜いて青汁を飲む。それ以外の食事は、玄米クリームと豆腐のみ。玄米クリームは、玄米をミキサーで粉にして、水を加えてトロトロに炊いたもので、消化のときに胃や腸を痛めないすぐれた食べ物です。こういう食事を続けていると、徐々におなかの痛みや出血が治まってきます。食事療法とともに、熱い湯と水風呂（冷水のシャワー）に交互に入る温冷浴をやるといいですな。

潰瘍性大腸炎というと、現代医学の医者はすぐに副腎皮質ホルモン剤を出しますが、薬を飲んでもいずれ再発します。それより、菜食にして、腸を健康な状態に戻したらいいのです。

Q **子ども（9歳）がアレルギー性鼻炎から蓄膿症になりかけ、マクロライド系の抗生物質を飲み続けていますが、長期間の服用による副作用が心配です。このまま飲ませ続けて大丈夫でしょうか。**

A 抗生物質なんかを、長いあいだ飲ませたらいけません。耐性菌の問題があります。薬に対して抵抗力を持つ菌が出てきて、いざというときに抗生物質が効かないようになります。

それから、腸内細菌叢のバランスも崩れます。腸の中には細菌が100兆個くらいいるのですが、抗生物質によって腸の中にいる大腸菌がやられます。すると、腸内の酸素を消費する菌がいないようになる。大腸菌は、酸素を好んで食べる「好気性菌」です。ですから、大腸菌がやられると、腸内の酸素が増えて、酸素がない環境を好む「嫌気性菌」が減ってしまいます。この「嫌気性菌」が99％、「好気性菌」が1％というのがもっともいいバランスです。腸内は、地球と違って、酸素がない状態がいいのです。

菌のバランスが崩れると、今度はカンジタのようなカビが腸内にはびこってきますな。その結果、腸内の粘膜が傷つけられて、アレルゲンがどんどん入ってきます。つまり、アレルギーを治すための薬で、余計にアレルギーをつくっているようなものです。

薬なんかに頼らないで、正しい玄米菜食をすればアレルギーは治ります。朝食を抜いて青汁を飲む。主食は玄米で、おかずは豆腐のみ。間食、夜食はやめる。これを続ければ必ずよくなります。

**Q 全身から力が抜けるようなだるさが続くので、病院に行ったところ、「慢性疲労症候群」といわれました。ビタミン剤などの投与により、何割かの人はよくなるそうですが、私の場合、よくなっているようにも思えません。ほかにいい方法はあるのでしょうか。**

A 慢性疲労症候群の原因は、いまだはっきりわかっていません。ストレス説、免疫異常説などもいわれていますな。

でも、私にいわせると、これは腎臓が弱ってるのです。「鈍重腎臓」というやつですな。微熱が出る、だるい、関節やのどが痛いなどの症状が続きます。でも、尿検査をしても数値には出ません。原因は足首の故障です。食べ過ぎで足首の関節に炎症が起きているのです。

まずは、朝食を抜くこと。朝食をとると、腎臓が働きませんからな。甘いものもいけませんよ。疲れたら塩をとること。塩分が足りなくなると、肝臓でブドウ糖をつくる力が低下して、甘いものが欲しくなります。うつ伏せに寝て腎臓を働かせるのも大事です。そのとき、腰に手を当てて腎臓を微振動させるといいでしょう。そして、西式健康法の毛管運動を3分間、1日

10回行なう。これらを1年くらい守ればよくなります。



Q **生理前になると、決まって頭痛やイライラなどが起こります。月経前症候群を治す方法はありますか。**

A 月経前症候群というのは、一種の自律神経失調症です。ホルモンバランスが崩れているわけです。これを治すには、断食をして宿便をとること。考えてみてください。犬や猿に月経前症候群やつわりがありますか。野生の動物は食べ過ぎをしないから、宿便もない。よって、これらもないのです。

あと、彼らには背骨の狂いがない。背骨の狂いがなければ、自律神経の失調もないのです。もし、断食がつらいようなら、背腹運動だけでも効果はあります。背腹運動で自律神経が整いますから、症状はパーッとなくなります。

Q **20歳の息子の髪が薄くなってきました。本人もとても気にしています。何かよい対策はありませんか。**

A 髪の毛が薄くなるというのは、腎臓が関係しています。腎臓の働きが悪くなって、むくむ。体がむくむと、頭皮も水分が多くなってブヨブヨになる。そうなると、毛根に栄養が行き届かなくなって、髪の毛が抜けます。

では、腎臓の働きをよくするにはどうしたらいいかというと、半日断食です。朝食抜きを続けると、余分な水分が排出されて、頭皮が引き締まってきます。

あと、腎臓と関連している胸椎の10番を治すこと。それには、板の上に寝て金魚運動をする。そうしたら胸椎の狂いも整えられます。

Q **仕事でパソコンを見る時間が長く、慢性的に目が疲れています。いい解消法はないでしょうか。**

A 目が疲れるというのは腎臓が悪いからです。腎臓が悪くなると、血液が浄化できなくなって、目にくる。それを治すには、黒いものを食べること。黒豆・コンブ・ゴマ、これらを食べていましたら、自然に目も疲れないようになる。あとは背腹運動です。

最近、ブルーベリーが目にいいといわれていますが、あの効き目は一時的です。

Q 子どものころから乗り物酔いをする体質です。大人になると治るかと思っていましたが、体調が悪いときは、それほど揺れない飛行機の中でも吐いてしまうほど。もちろん車に乗るのも苦手です。仕事柄、出張が多いのでなんとか治したいのですが。

A 乗り物に酔うのは、自律神経のバランスが崩れているからです。自律神経失調症の一種ですな。こういう人は、ほかにも立ちくらみがあったり、疲れやすかったりと、調子の悪いところがたくさんあるはずです。

そんな症状も、断食をして宿便がとれると、ケロッと治りますよ。腸がきれいになると自律神経が整うからです。

断食は、まず朝食を抜く半日断食から始めて、体が慣れてきたら、週末だけ何も食べない一日断食がいいでしょう。それにも慣れてきたら、2日とか3日の断食をやってみる。徐々に慣らしていけば平気です。

私の診療所にも、いろんな病気の人が来られますが、断食療法をやった人は、みんな乗り物酔いが治って帰ります。「先生、以前は車に乗るとすぐに気持ち悪くなったのに、断食の帰りにタクシーに乗っても全然平気でした」という人をたくさん見ております。乗り物酔いには断食。治すのは簡単です。まあ、騙されたと思って一度試してみてください。

Q 外反母趾《がいはんぼし》になり、親指の付け根が痛みます。外反母趾は一度なると治りにくいと整形外科の先生にいわれましたが、西式で治す方法はありますか。

A 外反母趾は、足の親指が小指のほうに曲がってくる病気で、放っておくとどんどんひどくなって、骨や靱帯が曲がったまま固まってしまうこともあります。なるべく早いうちに手を打つのが大事です。

一番いいのは、親指と第二趾の間に柔らかい綿の布を挟んで指を開かせ、上から包帯で固定して砂の上を裸足で歩きます。近くに砂浜や砂場があったら、そこを歩くのが一番手っとり早いのですが、ない場合は大きめの箱に砂を入れて、その中で足踏みをするとよろしい。1日10分を目安にやってみてください。

どうして砂の上を歩くのがいいかといいますと、砂の上を歩くと、歩くたびに足がめり込みますな。そうすると、平地を歩いているときには使わない筋肉が鍛えられるからです。

そもそも、どうして外反母趾になるかというと、足の筋力の衰えが大きな原因です。外反母趾は圧倒的に女性に多いのですが、それは、女性のほうが男性より筋肉が弱いことが関係しています。だからといって、靴を履いたまま舗装された道を、いくら長いあいだ歩いても、動く筋肉は限られており、足指の周りの筋肉は鍛えられません。

ところが、柔らかい砂の上を裸足で歩くと、足の指にぐっと力が入りますな。この運動によって、親指関節の両側にある筋肉が鍛えられて、親指が変形しにくくなるのです。

また、健康な足は裏側がアーチになっています。筋肉が支えているからですが、砂地を歩くことによってそれらの筋肉も鍛えられます。アーチが崩れたものが偏平足《へんぺいそく》ですから、筋肉が鍛えられると偏平足も治って、長時間歩いても疲れにくい足になります。

あとは、毛管運動をやるといい。外反母趾は親指の靭帯や関節がこわばった状態ですから、微振動によって足のこわばりをとるのですな。

もちろん、これらのことをいくら一生懸命やっていても、ハイヒールや先の細い靴ばかり履いていたんではよくなりません。鼻緒で親指と第二の趾の間を広げられる草履を履くのが理想的ですが、まあ今の時代、いつも草履というわけにはいきませんな。ですから、できるだけ裸足で歩くのを心がけてください。

Q **頭痛持ちです。ひどいときは2日以上頭痛と吐き気が止まりません。市販の頭痛薬を飲んでも効きません。**

A 頭痛がどうして起こるかいいますと、大半は宿便です。宿便をためておいて、鎮痛剤ばかり飲んでいたら、胃が悪くなるのは当たり前です。下手したら胃潰瘍になりますよ。たいていの頭痛は、断食やりましたら、いっぺんにスカーッと治ります。

Q **数年前に自動車事故で首を痛めました。頚椎に損傷があったようです。それから体温調節がうまくできなくなり、気温が上がっても汗が出ず、そのため体温が上がってしまいます。頻繁に頭痛や肩凝りもあります。**

A 事故で脊髄をやられた場合、現代医学ではまず治療法はありません。根本的に治すには断食しかないですな。断食を行なうと、腸に停滞した宿便がとれます。それが脳神経の再生にいい影響を与えるといわれています。

宿便がたまると、たまった側の脳の血管が膨張します。ところが、脳は頭蓋骨に囲まれていますから、外に広がることができず、反対に中に押し込められるようになって脳を圧迫します。その結果、脳神経の働きが鈍くなる。

ふだんの食事は、火を通さない生の野菜を中心に食べる生菜食療法を行なうとよろしい。多くの人は、食材には火を加えたほうがいいと思っているようですが、本来は加熱すること自体、人体にとっては不自然なことです。火を加えるとタンパク質が変性し、ビタミンや酵素も壊れいるわけです。そもそも昔の人は食材を生のまま食べていたわけですから、そういうふうに体ができています。

断食と生菜食療法を行なえば、脊椎カリエスや慢性関節リウマチなんかの難病も改善します。この間も慢性関節リウマチで、医者に人工関節を入れるしか方法はないといわれていた患者さんが、断食によって自力で立てるまでに快復しました。私は、断食で膝関節の骨がやせて動くようになったからではないかと考えています。

最近、遺伝子治療が注目されておりますが、断食によって遺伝子の働き方が変わるともいわれています。飢餓状態になることで、眠っていた遺伝子のスイッチが入ると考えてもいいでしょうな。

人間の体をギリギリの状態に持っていくと、生きようとする力が出てくる。本来、人間が持つ生命力を生かした療法が、断食なのです。

Q **中学生のときに椎間板ヘルニアになり、社会人となった今でも完治していません。手術しないで治すことは可能でしょうか。**

A 椎間板ヘルニアを治すためには、まず食べ過ぎを改めることです。なぜかといいますと、食べ過ぎると足首がむくんでアキレス腱が固くなる。こうなると、腰椎の5番がずれやすくなる。これが椎間板ヘルニアです。腰ではなく、足首の問題です。

だから、手術をしたくなかったら、朝食を抜いて腹七分目を心がける。あと、西式の六大法則を毎日やる。それに、膝立て金魚運動を加えたらよろしい。そうすれば、徐々に腰の筋肉が柔らかくなって、痛みも楽になってきます。

Q **朝起きると首が痛く、体を動かすのもつらいほどです。時々、頭痛やめまい、手足の痺れもあります。枕が悪いのでしょうか。**

A めまいや痺れがあるというのは、頚椎のゆがみによって首の神経が圧迫されているのでしょう。すると神経の働きが鈍くなりますから、首の痛みのほかに、蓄膿症や中耳炎を引き起こすこともあります。

頚椎のゆがみを治すには、柔らかい枕ではいけません。西式に木枕という半円形の固い枕がありますが、それをして寝るといいです。丸くカーブした部分に首の後ろを当ててそのまま寝ます。そして、朝起きたら枕をしたまま、首を右に20回、次に左に20回、ゆっくりとひねります。それが終わったら、寝たまま2分間金魚運動をすると、なおいいですな。

それと、寝るときは柔らかい布団ではなくて、堅い板の上に仰向けに寝るのがいい。そうすると、自然に背骨のゆがみが矯正されます。いきなり板の上に寝るのが難しかったら、だんだん敷き布団を薄くしていくといい。それと同時に掛け布団も薄くし、冬でもできるだけ薄着で寝る癖をつけてください。

なぜかといいますと、薄着で寝ることによって、皮膚の毛細血管がギュッと収縮します。すると今度は、それを広げようとして反対に血液循環がよくなり、体にたまった疲労物質が取り除かれるのです。よって、首の筋肉の凝りも和らぎます。特に、顔に青筋があるような人は血行が悪い証拠ですから、この方法を試してください。

あとは、寝る前に背腹運動を20分。それから、夜の食事は半分に減らして、青汁を300cc飲む。これだけやりましたら、徐々に首の凝りや痛みも治ってきます。くれぐれも食べ過ぎはいけませんよ。筋肉の中に乳酸や尿酸なんかの疲労物質がたまりやすくなり、ますます筋肉が硬くなりますからな。

Q

**人からよく、後ろから見ると右肩が上がっているといわれます。写真を見ると、顔も左右でかなり違うような気がします。骨格にゆがみがあるのでしょうか。多少、胃が弱いくらいで、今のところこれといって悪い所はありませんが、このままにしておいてもいいでしょうか。**

A　右肩が上がっているのは、右脚が短いからです。原因は骨盤のゆがみです。骨盤にゆがみがあると、大腿骨の骨頭がちゃんと骨盤にはまらず、微妙にずれます。それが脚の長さの違いにつながるわけです。これは、レントゲンを撮ってもわからない微妙なズレです。

では、どうして短いほうの脚の肩が上がるかといいますと、無意識のうちに体のズレを直そうと、姿勢を傾けているからです。短い側をカバーしようとして、反対に上がってしまう。それを調整しているのが背骨。つまり、背骨がいつも曲がっているわけですな。これが問題です。

背骨の中には、脳と全身をつなぐ神経が通っています。途中から枝分かれして、内臓や筋肉につながりますが、背骨が曲がると、その部分で脊髄神経が圧迫されます。すると、その神経がコントロールしている内臓の働きが悪くなります。

また、背骨がゆがむと、どちらかの肩が上がって首もゆがみます。そうなると、顔も左右対称ではなくなります。片方だけが一重まぶたになっている人や、鼻から口にかけてのシワが一方だけ深い人は、背骨がゆがんでいる証拠です。こういう場合、一重まぶたになっている反対側の脳が麻痺しやすい。脚も、短い側が麻痺しやすいのです。

試しに、足の指を広げてみてください。あまり広がらないほうの神経が鈍っています。その鈍っている側の足で車のブレーキを踏んだらどうなりますか。危ないと思ったとき、コンマ何秒かブレーキを踏むのが遅れます。これが事故につながる可能性があります。

ですから、今はどこも悪くないといっても、骨盤のゆがみをそのままにしておいてはいけません。まずは西式健康法の合掌合蹠運動をやって、大腿骨を股関節にきちんと収めることです。合掌合蹠運動とは、仰向けに寝て手を胸の前で合掌、両足の裏もぴったり合わせ、そこから手足を上下に伸縮させます。1回につき100往復程度、1日3回やるといいです。

背骨のゆがみには背腹運動です。座って背筋を伸ばし、上体をメトロノームのように左右に振ります。1分間に50往復程度のペースで10～20分、朝晩2回やるといいでしょう。

本当に健康な人は、体が左右対称です。一度、目をつぶって両手を広げ、その手を、腕を伸ばしたまま胸の前で合わせてみてください。ズレずにぴったり合った人は、ゆがみがない人です。お相撲さんが土俵入りするとき、手を打ちますな。そのときピタッと合う人は、均整がとれた体を持つ人、つまり強い力士ということです。

Q **胃の中に住むピロリ菌は、胃潰瘍だけでなく胃ガンにも関係していると聞きます。胃ガンは怖いので除菌することを考えていますが、甲田先生は、ピロリ除菌治療をどう思われますか。**

A 現代医学では、抗生剤を投与してピロリ菌を除菌します。確かにそれで菌は除かれますが、半年ほどしたら元に戻ってしまうことも多いのです。また、抗生物質をたびたび使うことによって、抗生物質が効かない菌（耐性菌）が出てくるという問題もあります。抗生物質を使った除菌は、万能ではないということです。

それより、断食や少食でピロリ菌が住めない胃にしたらいい。ピロリ菌を培養するときには、pHが7・4の弱アルカリ性の培地を使います。これぐらいが一番育ちやすい。胃の中は胃酸が出るから酸性と思われていますが、のべつまくなしに食べている人の胃の中は、このアルカリ性の培養液に限りなく近いpHになります。でも、断食したら、pH1・5〜1・7の理想的な酸性度に戻ります。つまり、ピロリ菌が住み難い環境になるわけです。

あと、塩をとることも大事ですよ。塩酸である胃液をつくるには、塩が必要です。ところが、減塩すると胃液が薄められてアルカリ度が高くなり、ピロリ菌が住みやすくなります。高血圧の人も、減塩ばかりを注意せずに、少食にすれば血圧も下がります。

Q **胃腸が弱くて、食事を減らすとどんどん痩せてしまうのですが。**

A 少食でやっていく上で欠かせないのが、胃腸の消化吸収力を高める西式健康法の運動です。特に背腹運動を朝晩しっかりやる。そうすると、胃腸の血液循環がたいへんよくなりますから、宿便も出てくるし、食べた物を隅々まで消化・吸収できるような胃腸になります。それで初めて少食でやっていける体になるわけです。少ない食べ物でも、栄養を全部吸収するから問題ないのです。

そして、生水がよく飲めるようになる。生水を飲めない人は消化吸収の効率が悪いのです。ですから、たくさん食べないとやっていけないのですな。でも、消化しきれないからいつも宿便がたまっています。すると、吸収の効率がさらに悪くなる。悪循環ですな。

また、胃の消化吸収を高めるためには塩分を多めにとることです。いま塩分は少ないほうがいいからと、減塩醤油とか減塩梅干しが出回っていますが、私はああいうものも考え直す必要があると思います。確かに、塩化ナトリウムだけをたくさんとるのはよくない。不自然です。ですが、ナトリウムだけじゃなしに、マグネシウムとかカリウム、カルシウム、ヨードなんかが一緒に入った自然塩だったら、むしろある程度とるのが胃腸にはいいでしょう。

摂取の目安は、夏で汗をかくときならだいたい1日15g。それ以下にすると胃が弱る。みなさんじわっと汗をかいただけで400㎖の汗をかいてるわけです。すると、塩分が2g抜け、ビタミンCが40㎎壊れます。びっしょり汗かいたら1ℓの水が失われ、塩分は5g抜け、ビタミンCが100㎎失われます。

体から食塩が5g抜けたら、肝臓でブドウ糖をつくる力が3分の2になります。そうすると血糖値が下がってバテます。朝ご飯を抜いたら血糖値が下がって元気が出ないっていわれてますが、塩分を補給し、生水を飲んでいたら血糖値は下がりません。「塩分過剰では血圧が上がるから減塩しろ」と、今はみんないってますがね、問題はね、発汗対策を考えていない。汗をかいても塩の補給をやらない。すると血糖値が上がらなくなる。だから甘いものに手が出る。あるいはアルコールに手が出る。これで血糖値や中性脂肪が高くなって寿命を縮める。こうなっているのです。

現代医学では、食塩摂取量の調査はしても、甘いものはどうかという調査ができていない。生水を飲んでるかどうかということも調査ができていない。これらを全部やって初めて正しい調査といえるのですが、ただ単に食塩しか調べていませんから、非常に抜けた調査ですね。

しかも実際には、食塩を減らして高血圧が治る人は非常に少ない。塩分過多は高血圧の原因のごく一部です。われわれが勧めているのは、むしろカリウムをたくさんとること。野菜ジュースでもサプリメントでもいいから、カリウムをとれば、その拮抗作用で余分なナトリウムを排泄してくれる。減塩よりもカリウムをしっかりとったほうが、効果が高いということです。

青森とか北陸の方でたくさん塩分をとっているというけれども、リンゴを毎日1個食べている人はね、害がない。そのへんのところを栄養学も反省しないといけませんね。偏った食塩だけを槍玉にあげるということは、よくないことです。

**Q 胃腸が弱く、しょっちゅう下痢をしますが、おなかの具合が悪いときは、ヘソの周りだけではなく、太ももの内側も冷たくなります。体の表面の温度差は、体の異常を知らせるサインだと聞いたことがあるのですが、本当ですか。**

A 皮膚の感じ方は一律ではなく、過敏な所とそうでない所があります。過敏な部分を「ヘッドの過敏帯」といいますが、どこが過敏かは人によって違います。

たとえば、鉛筆の芯で皮膚をつつきますと、圧を感じる所と、ほとんど感じない所がありま す。実は、その敏感な部分が内臓と関係しているのです。

なぜかといいますと、脊髄に神経の束が通っていますな。そこから枝分かれして体に張り巡らされているわけですが、1本の神経が内臓にも行っているし、皮膚表面ともつながっているのです。ですから、皮膚の過敏な所は、そこへ伸びる神経が過敏なわけで、つながっている内臓にもなんらかの異常があるかもしれないということです。

たとえば、胸の下あたりの皮膚感覚を司る神経は、肝臓にも行ってます。ですから、そのあたりが過敏になっているということは、肝臓に異常があるかもしれないわけです。太ももの内側の神経は大腸や膀胱とつながっています。内股が冷えるときは、おなかの調子が悪いのも当然のことです。

本来なら、体を触れば、温度差などの違いによって、どこが悪いかある程度わかります。必ずしも病気というわけではありません。病気以前の状態、いわゆる未病ですな。でも、その段階で対策を立てるのが大病を防ぐ秘訣です。もっとも、現代人は体の感性が鈍っていますから、こういった不調を感じとる感覚も鈍くなっていますけどね。

内臓をよくするには、まず、皮膚表面の感覚神経を改善することです。仰向けに寝て手足を床に垂直に伸ばし、手足を細かく振動させる毛管運動や、裸療法がいいです。また、脊髄の神経の働きを改善するには、背腹運動や金魚運動がいいでしょう。

冷たいと感じる部分に温冷湿布をする方法もあります。冷たいと、たいていの人はカイロなんかで温めますな。でも、温める、冷やす、を交互にやったほうが神経が整えられるのです。

これには、西式の「七掛け温冷湿布」というのがお勧めです。まず、洗面器に45℃程度のお湯と10℃程度の水を用意して、それぞれにタオルを浸しておきます。それを、肌を交互に当てるわけですな。この方法は、腰痛や打ち身、捻挫なんかで痛みがあるときも非常に効果があります。

**Q 慢性胃炎と膵炎で、胃を3分の2切除していますが、時折胃が痛みます。胃酸を中和する乾パンを食べると痛みは治まりますが、空腹時や食事中に痛むこともあります。よい対策はあり**

ますか。

A

慢性胃炎の人は、煮た野菜をたくさん食べたらいけません。特に、大根・ニンジン・里芋・タケノコ・フキ・ゴボウなどを食べ過ぎると、いっぺんに胃を荒らします。あと、干し柿やプルーン、干し芋なんかの繊維質が多いものもいけません。

なぜ煮た野菜がいけないかといいますと、野菜を煮るとアルカリ性が強くなるからです。本来、胃の中はpH1・5～1・7の酸性です。それが、アルカリ性のものを食べると胃液が中和されて、消化する力が弱くなってしまいます。胃液がアルカリ側に傾いてしまうと、胃潰瘍や胃ガンの原因になるといわれているピロリ菌も増えます。

では、こういう胃炎の人は何を食べたらいいかというと、玄米クリームです。玄米クリームをつくるには、玄米をまずミキサーにかけて粉にし、それに水を加えて火にかけます。玄米粉70gに対し、だいたい水2合くらいの割合です。沸騰したら火を弱めて、さらに5分くらい煮て、トロトロのクリーム状になったらできあがりです。

この玄米クリームは、「胃の特効薬」といっていいくらい胃にやさしいですよ。白米や玄米で胸焼けする人でも、玄米クリームでしたら大丈夫です。

Q **胃ガンや大腸ガンなどのガン検診や健康診断は、やはり受けたほうがいいのでしょうか。**

A まあ、自分の判断に従って、受けたいと思ったら受けるのがいいと思います。ただ、結果を過信しないほうがいいですな。それよりも自分の直感を信じることが大事です。断食をしたら、自分の体の悪い所をちゃんと知らせてくれます。

たとえば、断食中に関節が痛む人がいますが、そういう人はリウマチのような病気があったということです。むかつく人は胃が悪いのです。ところが断食を続けていくと、それらの症状がだんだんと消えていきます。断食は病気を知らせてくれると同時に、治療法でもあるからです。いっぱい食べて症状をごまかすということを長年続けているから、ガンみたいな病気になってしまうのです。

Q **最近、乳ガンや大腸ガンが急増していますが、ガンを防ぐにはどうしたらいいですか。**

A ガンを防ぐには、断食して宿便をとること、肉食を減らすこと、裸療法をやること、あとビタミンCやビタミンEなんかの抗酸化作用を持つものをとることです。柿の葉茶などを飲んでいればいいと思います。だいたい、ガンになるというのは、悪い食習慣が20年も30年も続いている結果です。

ポリープにしても食べ過ぎるからできるのです。ポリープはイボみたいなものですな。イボやポリープは、断食したらポロッととれます。それを食べ過ぎるから、本来ガンになるはずのないポリープがガン化するのです。

まず朝食抜きにして、食べる量を今までの3分の2に減らすことから始めたらいいでしょう。

Q **少食はなぜ体にいいのですか。**

A 少食が体にいいということは、今まで何度も話してきましたな。胃腸の処理能力を超えた量を食べていると、腸の中に処理しきれないものが渋滞して腐敗する。これが宿便です。ここから出る毒素が体内を巡って、それはもういろんな悪さをするわけです。

動物実験でも、少食にしたネズミのほうが、寿命が長いし毛並みの色つやもいい、活動性も高いといったことがわかってきています。免疫力とか抗酸化力も、少食のほうがずっと強くなるのです。もちろん生活習慣病を防ぐにも、やっぱり少食です。

Q **不摂生をしていても長生きの人がいる一方、健康に気をつけていても短命の人もいます。生**

**まれたときに、将来何歳まで生きられるというのは、ある程度決まっているのでしょうか。甲田先生は、寿命ということについてどうお考えですか。**

A

何歳まで生きられるかというのは、生まれたときに半分くらいは決まっていると私は考えています。骨格とか、菌やウイルスに対する抵抗力、内臓の強さなどは、ほとんどが持って生まれたもので、そう簡単には変わりません。

しかし、あとの半分はその人の努力次第です。一生懸命健康法を実行して養生したら、その分長生きするし、生来頑健な体を持っていても、過信して不摂生したら長生きしません。一病息災といいますが、ちょっと弱い体のほうが長く生きるというのは、よくあることです。

寿命は、食事の量によって変わることがわかってきました。生まれてからずっと腹いっぱい食べさせたマウスと、腹六分目に制限したマウスの寿命を比較した研究がありますが、そうしたら面白いことがわかりました。生まれてからずっと腹いっぱい食べさせたマウスの寿命が27・2ヵ月だったのに対して、生後すぐに腹六分目にしたマウスは30・1ヵ月、5ヵ月後から少食に変えたのは32・8ヵ月、10カ月後からのは30・7ヵ月だったのです。マウスの5ヵ月というと、だいたい人間の20歳、10カ月は50歳くらいです。それくらいからでも、少食によって寿命を変えられるということですな。

カリフォルニア大学のスティーブン・スピンドラー教授による最近の研究では、少食によって遺伝子が若返ることもわかっております。マウスの肝臓の遺伝子1万1000個を調べたところ、そのうち1％に当たる約100個で、年とともに働き方が変化していたのです。

若いときは機能していたのに、年をとると働きが弱くなるものに、薬物代謝に関係する遺伝子やアルツハイマーを防ぐ遺伝子、紫外線で受けたダメージを修復する遺伝子などがあります。反対に、若いときは機能していなかったけれど、年をとってから動き出すものに、炎症を起こす遺伝子や、アポトーシス（細胞死）を抑える遺伝子なんかがあります。

年をとって、炎症を起こす遺伝子のスイッチが入ると、リウマチなどの病気にかかりやすくなるし、細胞死が抑制されれば悪い細胞が増殖してガンになりやすくなる。こう考えると、加齢によっていろいろな病気になりやすくなるのは、〝遺伝子の老化〟だということがわかりますな。

ところが、人間では90歳に当たる年齢のマウスを徐々に少食にしていったら、5週間で1割ほどの遺伝子の働き方が若返ったのです。つまり、老化とともに働き出す遺伝子が機能しにくくなったわけです。

私の周りでも、断食をやりましたら白髪が黒くなったとか、シミが消えたという人がたくさんいます。これなんか、遺伝子が若返ったから起こったことだと思います。

Q 飽食の時代に少食とは、難しいですね。

A そうですな。しかし、もうあと5、6年もしたら、世界的な食料不足ですよ。中国がそのうち米の輸入大国になります。人口が13億人ですからね、あと15年ほどで年間1億7500万トンの米を輸入しなければいけないようになる。しかし、輸入するといっても、どこの国にそんな余裕があるのかということです。アメリカはもうダメです。だから、腹いっぱい食べられる時代なんて、もうそう長くは続きません。

そんな個人栄養学よりも、これからは公衆栄養学ということを考えていかないといけません。それには、少ない食べ物から栄養を吸収してやっていける体にする必要があります。

少食で失敗する一番の原因は、「食べてはいけない」と禁止することです。われわれは禁止したら窮屈になりますから、それがストレスになって、長いあいだ続けられないのです。いつか必ず爆発します。「今日からあれを食べたらダメ」とか、「今日から甘いものを食べたらダメ」とか。そんなことやったら必ず失敗します。

それよりも、「動物・植物の命を殺生しない『少食』という愛と慈悲を実行できる人間になりたい」という考え方ですな。その想いが少食の極意です。人生の目標を高く立てる。自分の幸せのためだけではなく、自分を含めたみんなの幸せのために、自分にできる最大限の努力をする。そんな生き方ができる人だけが、少食も実行できます。

少食は、自分の健康を目指すだけでは成しえません。みんなの幸せのために生きることができてこそ成しえるものです。そんな少食実践者が世界中でいっぱいになれば、世界は幸せな社会になります。私はそれを心から願って、この健康法を普及しているのです。

ぜひみなさん、一緒にやろうではありませんか。この世に生まれてきた役割を果たすために。

# おわりに

『健康養生法のコツがわかる本』に続き、西式甲田療法における「西式健康法」のさらなる理解の書としてこの本を出版することができ、感慨ひとしおです。

健康について考えるとき、戦後の高度経済成長は、人々の健康を経済発展の影に追いやり、本来機能しなければいけない潜在能力までも低下させてきました。

時代の変化はますます激しく、肉体活動と精神活動のアンバランスが顕著になり、肥満やメタボリックシンドローム、心身症、うつ病、慢性疲労症候群などの病が増加しています。

そしてまた、経済発展と引き換えに「環境の激変」が起こり、このことは人災ともいわれるに至っております。いまや個人の健康を考え、悩み、改善に取り組む以上に深刻化しているのは、地球温暖化問題であるという事実をみなさんも意識されたことがあるはずです。

まさに、健康確立には、個に向ける意識と公に向ける意識の両輪で考えないといけない時代になりました。

そしてその解決へのヒントが、西式健康法にあります。西式健康法の創始者である西勝造先生は「さまざまな健康法実践の理は、不自然なる生活によって生じる違和を是正し、自らに目を向けることにある」と述べられております。工学博士であられたゆえ、自然の「バランス」感覚にたけ、人の健康維持を「左右のバランス」、「酸塩基のバランス」、本来あるべき「中庸の心がけ」に秘訣を持たれていたと思われます。

「愛と慈悲の少食健康思想」を唱えてこられた甲田光雄先生も齢84歳を迎えられ、多くの患者さんと向き合われた人生の集大成の時期に、まさに〝個々の健康〟から地球規模における人類、すべての生命体の共存共栄に強く思いを馳せられています。

人々が健康に生きるために、自身の内に向ける意識と取り巻く環境に向ける意識をバランスよく持ち、両輪の改善・良好に努めることが非常に重要となりました。

本書をお読みいただいた方々が、人として本来持ち合わせている能力を呼び戻し、さらにそれを発揮し、希望に満ちた未来を構築していただければ、これにまさる喜びはありません。

＊

最後になりましたが、本書出版にあたり、スタッフである松下勝則氏に厚く感謝いたします。彼は熱心な西式健康法の指導者で、誠実に親身に多くの患者さん、あるいは初めて西式健康法を始める方々に向き合ってこられ、このたびの出版にも全力で取り組んでくれました。

「さくら」スタッフ一同は、今後も多くの方々に、少しでもお役に立つ、心の寄りどころを目指します。気軽にご質問・ご相談をお寄せいただけたら幸いと存じ、筆をおきます。

少食健康生活サポートセンター　さくら

代表　甲田純子

郵便はがき

料金受取人払郵便

新宿局承認

7579

差出有効期間
平成27年9月
21日まで

160-8792

381

東京都新宿区
坂町21 リカビル

三五館
愛読者カード係

フリガナ
お名前
歳（男・女）

〒
ご住所

職　業

購　入
書店名
書店
市区
町村

※個人情報の取り扱いには充分配慮し、第三者に開示・提供することはありません。

# 三五館　愛読者カード

ご購読ありがとうございます。今後の資料とさせていただきますので、ご協力をお願い申し上げます。

〈ご購入図書名〉［　　　　　　　　　　］

お買い上げ日（　　　年　　月　　日）

A.本書を何でお知りになりましたか？

①新聞・雑誌の広告（掲載紙誌名　　　　　）
②書評を読んで（掲載紙誌名　　　　　）
③書店で実物を見て（動機となった点　　　　　）
④人にすすめられて（どなたですか？　　　　　）
⑤テレビ・ラジオで（番組は？　　　　　）
⑥その他（　　　　　）

B.定期購読の新聞・雑誌／お気に入りのテレビ・ラジオ番組は？

／

C.いま気になる「人」・「こと」・「本」は？

D.本書についてのご意見・ご感想をおきかせください。

●注文欄　（弊社の本のご注文には、下欄もご利用ください。）

| 図　書　名 | 著　者　名 | 冊　数 |
|---|---|---|
| | | |
| | | |
| | | |

※ご注文の際には、電話番号をご記入ください。（TEL　　　　　）

**甲田光雄**◉こうだ・みつお
一九二四年大阪府生まれ。二〇〇八年没。
幼い頃から病弱のためさまざまな大病を経験。大阪大学の医学部に進学するも、自らの病を根治させることのできない現代医学を見限る。その後、実体験をもとに数多の民間療法を探究、ついに「断食」「生野菜食」「西式健康法」などを組み合わせた独自の医療哲学「甲田メソッド」の開発に至る。大阪府八尾市の甲田医院において難病とされる患者に接し、圧倒的成果をあげる。

少食健康生活サポートセンターさくら
ホームページ◎http://www.kouda-clinic.jp/



断食博士の「西式健康法」入門

二〇〇七年　十一月二九日　初版発行
二〇一四年　十月二〇日　六刷発行

監修者　甲田光雄
編著者　少食健康生活サポートセンターさくら
発行者　星山佳須也
発行所　株式会社三《さん》五《ご》館《かん》
東京都新宿区坂町21　〒160-0002
電　話　03-3226-0035
FAX　03-3226-0170
http://www.sangokan.com/
郵便振替　00120-6-756857
印刷・製本　株式会社光陽メディア

ISBN978-4-88320-406-9
定価はカバーに表示してあります。

SANGOKAN

**健康養生法のコツがわかる本**　甲田光雄

病気予防や体調不良だけでなく、難病にも絶大な効果を発揮する甲田メソッドの集大成。Q&Aでわかる「治癒の奥義」！

**やってみました！1日1食**　船瀬俊介

たけしもタモリも一日一食！前作の大反響を受け、全国からの実践者の声と最新情報満載で送る「試せばわかる」実践篇。

**3日食べなきゃ、7割治る！**　船瀬俊介

「病院に行ってはいけない、それならどうすればいいの？」に答え、食べないことの驚異の力を解説。あなたの生命力が蘇る。

**医者とおかんの「社会毒」研究**　内海聡　めんどぅーさ・マンガ

砂糖、牛乳、トクホから添加物、遺伝子組み換え食品まで、あらゆる現代病の原因・社会毒77項目をマンガ入りで徹底解説！

**ルポ　アトピー患者がつどう温泉**　門脇啓二

どんな治療でも快癒しなかった人たちが出合った奇跡とは？　薬だけの医療を超えた、聖地・北海道最北の豊富温泉ルポ。

**ガン・治る法則12カ条**　川竹文夫

余命半年といわれても、あきらめるのはまだ早い！　自らガンを克服した著者が説く、六〇〇〇人が実践する新鮮の常識集。

**絶対あきらめないガン治療・30の可能性**　伊丹仁朗

やれることはまだまだある！　ガン医療のスキマを衝く「もっと早く知りたかった！」と大反響の治療法30を徹底紹介。

三つの大洋、五つの大陸。「三五館」は地球です。